Alexia Mangione

# L'infanzia negata nei contesti manicomiali

Bambini reclusi dall'antichità alla Legge Basaglia

*Self Publishing*

*Ringraziamenti*

Ringrazio la dott.ssa Pamela Giorgi, Indire e l'Università IUL di Firenze, Stefania Fiore, Giorgio Mello Grand

*A mio padre, scomparso all'improvviso una mattina di settembre.*

**Alexia Mangione** è nata a Torino nel 1974. Ha studiato presso l'Università degli Studi di Torino dove si è laureata in "Multimedialità, discipline dell'arte, della musica e dello spettacolo". Presso l'Università IUL di Firenze ha conseguito la seconda laurea in Scienze e tecniche dell'educazione e dei servizi per l'infanzia.

Lavora come insegnante di informatica presso una scuola primaria paritaria torinese e collabora con alcuni enti formativi nei percorsi per l'assolvimento dell'obbligo scolastico degli adolescenti.

Ha partecipato a raccolte di poesia e di racconti (*"Rac-corti"* per la casa editrice Giulio Perrone Editore).

# Indice

# Introduzione

La scelta di trattare un argomento così delicato è nata dall'interesse verso l'evoluzione storica che ha visto traghettare il bambino da una posizione marginale a una posizione preferenziale, di profondo rispetto e cura.

La *scoperta dell'infanzia*, in tutte le sue dimensioni, è stata tardiva nella storia dell'uomo. Solo nel corso del Settecento venne superata, infatti, l'idea che il fanciullo fosse un "adulto in miniatura", da addomesticare in vista del suo ingresso in società.

"Si considerava un valore il fatto che il bambino fosse obbediente e si riteneva buon padre e buon educatore quello severo. Una rigida educazione era consigliata anche da medici che hanno scritto sulle cure del bambino" (Calamoneri in Persico, 2017, p. 3)[1]. Solo più tardi, si riconobbe che questa fase della vita dell'uomo, chiamata "infanzia", aveva le sue specificità relazionali, mentali, comportamentali e non poteva essere ignorata. L'educazione del bambino piccolo, anche quello senza disabilità o menomazioni, iniziò ad acquisire importanza grazie all'apporto della psicologia sperimentale, nel corso dell'Ottocento. Educare il bambino voleva dire anche imparare a conoscerlo perché, come scrisse Maria Montessori, "Il bambino non è

---

[1] Calamoneri F., *Storia della neuropsichiatria infantile in Italia e nel mondo:* <https://bit.ly/36pL36a> (ultima consultazione: 2 luglio 2022 h. 15:00).

debole e povero, il bambino è padre dell'umanità e della civilizzazione, è nostro maestro anche nei riguardi della sua educazione"[2].

Il fanciullo con disabilità fisica, intellettiva o sensoriale ha avuto nella storia una doppia "fragilità": quella di essere un *bambino* (quindi un individuo che, trovandosi in una fase particolare della vita, ha bisogno di essere protetto e accolto) e quella dovuta alla presenza di un "limite"[3] che lo rende "inconoscibile", incontrollabile e quindi ineducabile.

Ecco che quindi i bambini "anormali" o "deficienti" o "alienati"[4] (come venivano chiamati i disabili intellettivi e sensoriali fino a metà del Novecento) sono stati a lungo esclusi da quella maggiore cura e attenzione che avrebbe permesso loro di percorrere una diversa traiettoria di sviluppo. Questa infanzia, doppiamente fragile, che ha destato in me non solo interesse ma anche commozione, merita di essere rappresentata e raccontata.

Nel primo capitolo viene delineato il problema dell'ineducabilità degli "anormali", intesi non soltanto come deficitari di una abilità fisica o mentale, ma anche come difformi rispetto alle aspettative sociali. I più

---

2   Metodomontessori.it, L'approccio montessoriano nasce dall'immagine che il bambino svela di sé: <https://bit.ly/3COcLYm> (ultima consultazione: 29 agosto 2022 h. 21:00).

3   Questo "limite" non sarà più considerato tale in un'ottica totalmente inclusiva.

4   Utilizzerò spesso l'aggettivo "anormale", il più diffuso insieme a quello di "idiota" o "frenastenico" o ancora "malato di mente", in tutto il documento con riferimento non solo ai disabili intellettivi ma a tutti coloro che manifestavano un carattere problematico, comportamenti antisociali, tendenze pericolose, violente o oscene e che, per tali motivi, vennero internati nei manicomi. Molte di queste parole sono oggi superate.

grandi filosofi dell'antichità consideravano la difformità un vero e proprio abominio e in molte delle loro opere auspicavano la soppressione fisica del "diverso". Nel Medioevo aumentarono le azioni caritatevoli a favore dei più sfortunati (poveri e menomati), non più emarginati e stigmatizzati, ma aiutati economicamente dai più ricchi filantropi dell'epoca. Solo nel tardo Settecento, grazie agli studi di Jean Marc Gaspard Itard e Édouard Séguin, si ipotizzò l'educabilità dei bambini anormali. Quegli studi, ai quali si ispirò la nostra Maria Montessori, segnarono in qualche modo la nascita della pedagogia speciale.

Nel capitolo centrale viene proposto un approfondimento sulle conseguenze della precoce ospedalizzazione dei bambini e della privazione materna, cui seguono le storie di "bambini reclusi", alcuni dei quali non ebbero la possibilità di diventare adulti, perché nati, vissuti e morti in manicomio.

Il capitolo terzo prosegue con alcune riflessioni in merito al legame tra manicomio e marginalità sociale e i passaggi legislativi che porteranno prima al superamento delle scuole speciali e poi alla Legge n. 180 del 1978 (Legge Basaglia).

# CAPITOLO I - La "difformità" dall'antichità al Novecento

## 1.1 L'ineducabilità del diverso

L'antichità ha praticato per molto tempo l'esclusione dei soggetti più fragili: donne, bambini, infermi. Questi ultimi sono stati a lungo considerati "mostri", nati al solo scopo di portare un messaggio divino per l'espiazione di una colpa o di annunciare catastrofi; esaurito questo scopo la loro vita non aveva più valore e potevano essere legittimamente soppressi[5]. Il neonato infermo veniva eliminato fisicamente perché rappresentazione di un errore, di un'*insopportabile disarmonia* sia all'interno della famiglia sia nella società.

Un progetto di ricostruzione storica interessante a tal proposito è quello di Henri-Jacques Stiker, direttore di ricerca e membro del Dipartimento di Storia e Civilizzazione delle Società Occidentali dell'Università di Parigi VII. In *History of disability*, Stiker ha raccontato la *disabilità come differenza* nel contesto della civiltà occidentale attingendo dal mito, dalla filosofia, dalla letteratura e dalla pedagogia.

Stiker (1982/1999) sottolinea come nel mondo greco e in quello romano l'infanticidio fosse una pratica diffusa per liberarsi del "non conforme". Altrettanto diffusa fu l'esposizione pubblica del figlio

---

5 "[...] la ragione della sua esistenza si esaurisce nell'essere messaggero della divinità: una volta assolto il compito, la sua vita non ha più valore e può essere soppresso, soprattutto durante la prima infanzia" (Cicerone, De Divinatione, I, XLII).

"anormale" il quale, disconosciuto e abbandonato dalla famiglia, poteva sopravvivere solo per volontà della divinità. Alcuni disabili venivano collocati in una dimensione magico-religiosa, che comunque aveva un effetto ugualmente emarginante.

Platone è a favore della segregazione e dell'infanticidio "per preservare la razza pura dei guardiani" (*La Repubblica*, libro 5, 460-c); Seneca approva l'eliminazione fisica di bambini deboli e anormali: "Non è la rabbia, ma la ragione che separa il nocivo dal sano" (*Epistulae*, 5-65) e ancora: "Soffochiamo i nati mostruosi, anche se fossero nostri figli. Se sono venuti al mondo deformi o minorati dovremo annegarli. Ma non per cattiveria. Ma perché è ragionevole separare esseri umani sani da quelli inutili" (4 a.C-65 d.C. *De Ira*, Libro I). Infine Aristotele auspica una "legge che imponga che non siano allevati bimbi deformi" (*La Politica*, libro 7).

Con il Nuovo Testamento si rompe la logica dell'eliminazione fisica e del rifiuto di conoscere: in base al principio della carità (*agape*), nei Vangeli il rapporto con il soggetto disabile si connota come conseguenza di una scelta dettata dalla coscienza morale individuale, indipendentemente dall'ordine sociale (Canevaro, 2000, pp. 17-18). Ma nonostante il messaggio e il modello cristiano indirizzino a privilegiare i marginali e gli infermi, proponendo una soluzione positiva della questione, per molti secoli nel tessuto sociale prevale l'atteggiamento del rifiuto anche violento [...] (Pavone, 2014, Par. 2.2).

Il Medioevo sembra alleggerire questo rifiuto: con la diffusione del Cristianesimo infatti, la beneficenza e l'assistenza dei più sfortunati furono elevati a veri e propri precetti. L'attenzione e la misericordia verso i più deboli rendevano i cristiani benestanti degni del regno dei cieli in vista del giudizio finale. La società, quindi, non guardava più gli "anormali" come a esseri pericolosi ma cercava di dare loro un posto, anche se spesso di emarginazione ed esclusione.

Nacquero istituti caritatevoli di tipo assistenziale in grado di prendersi cura dei malati di mente ma in tali istituti l'educazione non era neanche contemplata. Di fatto ci si limitava a dare ospitalità a bambini e adulti che, con minorazioni di tipo diverso (ciechi, sordomuti, disabili fisici e psichici), avevano in comune lo stato di abbandono. Inizialmente erano solo luoghi di accoglienza di bambini e adulti che potevano entrare e uscire dalla struttura, per mendicare nelle vie della città. Solo successivamente (intorno al XVI secolo), divennero luoghi di reclusione e correzione.

Tuttavia, soprattutto nell'alto Medioevo, la disabilità sembra non essere un problema perché:

[...] la selezione naturale – per problemi durante la gravidanza o in fase perinatale e per le diffuse malattie infantili – e le epidemie provvedono a ridurre drasticamente la presenza di soggetti invalidi. L'attenzione nei loro confronti è sporadica e circoscritta ai sordi e ai ciechi. Unica voce «fuori del coro», che rivolge uno sguardo educativo alla categoria dei minorati, è quella del teologo, filosofo e padre della pedagogia moderna Jan Amos Komenský (Comenio, 1592-1670). Nel famoso trattato: *Didactica Magna* (1640) egli esprime la convinzione che solo attraverso l'educazione qualunque uomo – anche il sesso femminile e i disabili – può dispiegare le sue potenzialità e condurre una vita armoniosa. Né può essere contraddicente il fatto di vedere che alcuni sono ebeti e stupidi per natura, ché anzi questo ci dimostra maggiormente l'urgenza di dare a tutti gli spiriti una cultura. E invero quanto più uno è tardo e debole d'ingegno tanto più ha bisogno di essere aiutato a liberarsi quanto è possibile dal suo ebetismo e dalla sua stupidità mentale. E non è possibile trovare un ingegno così infelice che con la cultura non sia suscettibile di nessun miglioramento (Moschetti, 1985, Cap. 8, Par. 4). Nonostante le sue idee progressiste sull'importanza di «insegnare tutto a tutti», lo *status quo* di marginalità dell'infanzia e della popolazione colpita dal deficit rimane inalterato fino ai primi segni di rinnovamento nel Settecento (Pavone, 2014, Par. 2.4).

Con l'Illuminismo e le nuove conoscenze scientifiche e mediche iniziò a farsi strada l'idea secondo la quale i malati di mente non potessero essere responsabili della propria condotta né trattati come delinquenti comuni (i malati mentali erano legati alle catene come criminali e spesso reclusi insieme a questi). L'interesse scientifico e successivamente pedagogico si orientò verso i disabili sensoriali (sordi e ciechi) e i *bambini selvaggi* (come quello dell'Aveyron di cui si parlerà nel prossimo paragrafo). Si diffuse una nuova sensibilità verso la difformità tra medici, filosofi e filantropi che credevano in una qualche forma di rieducazione e/o riabilitazione.

Con riferimento alle disabilità sensoriali, il problema dell'educazione dei ciechi fu affrontato per la prima volta da Valentin Haüy, un filantropo francese illuminista che elaborò un metodo didattico per non vedenti. Tutto cominciò nel 1771. Haüy si era fermato a pranzo in un caffè a Parigi e aveva assistito alle esibizioni di alcuni musicisti ciechi, che venivano derisi e umiliati dalla folla. Diede a uno dei musicisti una moneta e quest'ultimo, credendo in un errore, lo avvertì. Haüy ebbe quindi un'intuizione: se un cieco era in grado di conoscere il valore delle monete con le dita poteva altresì "leggere" utilizzando il tatto. Questo era in sostanza un senso compensatore ("vicariante") della vista. Haüy aveva partecipato ad alcuni seminari di De l'Épée (maestro presso l'*Institut National de Jeunes Sourds de Paris*) sull'educazione dei sordi e il suo metodo aveva destato in lui un grande interesse. Costruì un sistema a caratteri mobili che sperimentò nell'educazione di un ragazzo cieco. I risultati furono positivi e nel

13

1785 Haüy aprì la prima scuola per ciechi, gratuita e aperta a tutti. Il primo istituto per ciechi non aveva solamente uno scopo assistenziale ma anche formativo (vi si imparava a leggere, a scrivere, a suonare uno strumento, si sviluppavano abilità utili a entrare nel mondo del lavoro).

Dopo oltre un secolo, in Italia, le esperienze di Augusto Romagnoli[6] avrebbero confermato che questi bambini non erano in grado di vivere in modo autonomo a causa di una carenza educativa. Come ebbe modo di scrivere G. Lombardo-Radice[7] nella presentazione a "Ragazzi ciechi" di Romagnoli:

La cecità impoverisce la vita soltanto perché il fanciullo colpito da tanta privazione – di cui nulla sa – non è aiutato ad acquistare fiducia in sé e a convivere da pari tra i vedenti, onde presto rimane accasciato dall'idea che sopravviene insidiosa come una tisi, la propria impotenza,

---

6    Romagnoli ritiene che si debba tener conto della persona nel suo complesso e non solo dell'intervento didattico specifico. Egli evidenzia quindi l'importanza del gioco, del lavoro educativo, dell'educazione motoria e dell'orientamento, dell'educazione sensoriale, dell'educazione musicale. Possiamo ritenere che fu uno dei padri fondatori della teflopedagogia.

7    "Pedagogista italiano (Catania 1879-Cortina d'Ampezzo 1938). Professore nei ginnasi, nei licei e nelle scuole normali, dal 1911 ebbe la cattedra di pedagogia presso l'Università di Catania. Chiamato all'Istituto Superiore di Magistero di Roma nel 1922, l'anno successivo ebbe la direzione generale dell'istruzione elementare. Collaborò alla riforma Gentile con l'elaborazione dei nuovi programmi della scuola elementare attraverso i quali cercò di adeguare l'insegnamento ai principi dell'attualismo". Sapere.it:    <https://bit.ly/3OFp3W6>    (ultima consultazione: 2 luglio 2022 h. 10:00).

riconfermata dagli altri con mille atti di non illuminata pietà (Romagnoli, 1924/2002, p. 7).

Lombardo Radice, il cui ideale era quello della "coeducazione" di ciechi e vedenti nelle scuole pubbliche italiane, si spinse oltre: considerava "Ragazzi Ciechi" un vero e proprio manuale di didattica e in quanto tale utile ad accrescere le competenze di tutti gli insegnanti.

Grazie al medico francese Philippe Pinel, che nel 1793 fu nominato medico presso l'ospedale di Bicêtre, i malati mentali vennero separati dai criminali: Pinel ritenne doveroso assicurare loro migliori condizioni igienico-sanitarie e seguirli nell'evoluzione della malattia. Noto per l'atto di liberazione dei "folli" incatenati nel manicomio di Bicêtre e successivamente di Salpêtrière, con il suo *Traité médicophilosophique sur l'aliénation mentale* Pinel pose l'accento sul valore umano e filantropico della cura psichiatrica. L'origine della malattia mentale andava ricercata, secondo l'autore, oltre che nelle lesioni cerebrali, anche nello stile di vita irregolare, nei conflitti interiori, nelle pulsioni istintuali, nell'ambiente, cause che andavano indagate con una terapia psichica (che in qualche modo fu l'antesignana della psicoterapia).

Nel corso del secolo XIX molti studiosi (tra i quali lo stesso Pinel) cercarono di classificare le diverse disabilità con una sistematizzazione "nosografica" delle varie forme di alienazione. La sistematizzazione implicò una diversificazione tra alienati (gli

15

"anormali") e disabili sensoriali o fisici: i primi continuarono a essere destinati all'esclusione; i secondi al recupero e all'assistenza.

Quelli che successivamente sarebbero stati chiamati manicomi (o "città dei malati") nacquero nelle principali città italiane tra il 1765 e il 1805 ed erano prevalentemente luoghi assistenziali e di reclusione. Donne, bambini, adulti, vecchi venivano messi sullo stesso piano. I bambini, in particolare, hanno subito per molto tempo lo stesso trattamento degli adulti: esclusi, emarginati, maltrattati. Pochi manicomi prevedevano sezioni separate per bambini e adolescenti: in gran parte di essi i fanciulli convivevano con gli adulti, a conferma del fatto che non venissero considerati i loro bisogni come peculiari e specifici.

Si può notare, con una certa amarezza, che spesso i bambini non vengono citati nella letteratura manicomiale. Il silenzio che li riguarda li isola ancora di più rispetto agli adulti trasformandoli nei veri *irrecuperabili dei contesti manicomiali*. Molti di loro moriranno in manicomio, altri cresceranno passando da un padiglione all'altro, altri ancora verranno trasferiti.

## 1.2 Itard e Séguin: il ragazzo selvaggio dell'Aveyron

Il problema dell'educazione dei bambini "anormali" fu affrontato solo nell'Ottocento. I bambini con deficit di ogni tipo venivano raccolti spesso in un contesto omogeneo ma questo rese urgente la ricerca di strumenti idonei per l'apprendimento e lo sviluppo delle relazioni e quindi la necessità di affinare gli strumenti pedagogici (Cfr. Calamonieri in Persico, 2017)[8]. L'immaginario collettivo, pieno di pregiudizi etico-religiosi, lasciò spazio a un approccio più razionale e scientifico.

Il primo a ipotizzare l'educabilità dei cosiddetti "idioti" (e per questo ritenuto il precursore della pedagogia speciale) fu, agli inizi del XIX secolo, Jean Marc Gaspard Itard, medico francese che aveva ricevuto un incarico presso l'*Institut National de Jeunes Sourds de Paris*[9] fondato dall'abate De l'Épée[10] e ne era successivamente diventato il primario. L'esperienza in questo istituto condizionò profondamente la sua carriera perché lo rese sensibile all'educazione di bambini e ragazzi sordi.

Proprio alla fine del Settecento la stampa diffuse la notizia del ritrovamento di un ragazzo di undici o dodici anni circa, cresciuto in uno stato selvatico nei boschi di *Lacaune*, nel dipartimento dell'Aveyron (Francia meridionale). Già qualche anno prima alcuni

---

8   Calamoneri F., *Storia della neuropsichiatria infantile in Italia e nel mondo:* <https://bit.ly/36pL36a> (ultima consultazione: 2 luglio 2022 h. 15:00)

9   Istituto nazionale per sordi di Parigi: <https://bit.ly/3yCJUTo> (ultima consultazione: 2 luglio 2022 h. 10:00).

10  Charles-Michel De l'Épée fu l'ideatore della lingua dei segni (1970).

taglialegna dichiararono di aver avvistato qualcosa o qualcuno che si aggirava nel bosco ma nessuno riuscì a prenderlo. L'immaginario collettivo fece il resto: qualcuno parlò di una bestia misteriosa che vagava per la foresta. Nel 1797 il ragazzo fu catturato e affidato a una vedova dalla quale era riuscito a scappare per nascondersi nei boschi. Fu avvistato di nuovo agli inizi dell'Ottocento e condotto prima nell'ospizio di Saint-Affrique e poi in un istituto di Rodez.

> Lo trovai - racconta il commissario del cantone di Saint-Germain, venuto a compiere le prime indagini - mentre si riscaldava con piacere, mostrando dell'inquietudine, senza rispondere ad alcuna domanda, né con la voce né attraverso segni, ma lasciandosi con fiducia accarezzare ripetutamente. [...] Mi fecero credere che questo ragazzo era vissuto fin dalla più tenera infanzia nei boschi, estraneo ai bisogni e alle abitudini sociali (Moravia, 1982, p. 2)[11].

Il fatto aveva destato molto scalpore sulla popolazione locale e condizionò la vita e la carriera di Itard tanto che i suoi interessi scientifici si orientarono presto al recupero del *ragazzo selvaggio*. Nelle prime relazioni scritte da alcuni noti psichiatri francesi del tempo, il ragazzo veniva dipinto come *un essere subumano, incapace di*

---

11 Moravia S., Il recupero del "diverso". Psichiatria e psicopedagogia nel caso del ragazzo selvaggio dell'Aveyron, 1982 in Filosofia e scienze umane nell'età dei lumi, Firenze, Sansoni, (pp. 271-303): <https://bit.ly/3OUlifh> (ultima consultazione: 2 luglio 2022 h. 10:00).

*comunicare, un incivile che si nutre solo di ghiande e radici,* "un bambino di una sporcizia disgustosa, affetto da movimenti spasmodici e spesso convulsi, che si agita instancabilmente come alcuni animali del serraglio, mordendo e graffiando tutti coloro che [lo contrariano, non testimoniando alcuna specie d'affezione per coloro che] lo accudiscono; infine, indifferente a tutto, e a nulla prestando attenzione" (Sandri, 2014, "Itard e Victor")[12].

La domanda che molti studiosi si ponevano all'epoca era se il ragazzo, cui fu successivamente attribuito il nome di Victor (per la sua sensibilità alla lettera O), fosse in quello stato per via di una vita solitaria che non gli aveva fornito gli stimoli giusti di sviluppo o se lo fosse a causa di malformazioni. E ancora ci si interrogava se una forma di educazione "speciale" potesse essergli di giovamento.

Venne nominata una apposita commissione (che comprendeva Pinel, Cuvier, Degérando, Sicard) incaricata dalla Società degli Osservatori dell'Uomo di esaminare e osservare Victor. Philippe Pinel, quello che può essere definito come uno dei padri della psichiatria francese, descriveva il ragazzo molto carente dal punto di vista sensoriale:

[...] gli occhi, privi di fissità, senza espressione, erravano vagamente da un oggetto all'altro incapaci di fermarsi su alcuno e, per di più, erano così poco esercitati dal tatto

---

12  Sandri P., L'educazione degli "ineducabili": i contributi di Jean Itard, Édouard Séguin e Maria Montessori, 12/2014: <https://bit.ly/34YPViO> (ultima consultazione: 2 luglio 2022 h. 18:00).

che non distinguevano un oggetto in rilievo da un oggetto dipinto; l'organo dell'udito era insensibile sia ai più forti rumori che alla musica più dolce; quello della voce era ridotto a un completo mutismo ed emetteva soltanto un suono gutturale e uniforme; l'odorato, privo di ogni educazione, accoglieva con la stessa indifferenza i profumi gradevoli e la fetida esalazione delle immondizie di cui era pieno il suo giaciglio; infine, l'organo del tatto si trovava limitato alle funzioni meccaniche della prensione dei corpi (Itard J. M, 1801-1806/2009, p. 25).

Il ragazzo, inoltre, mostrava difficoltà anche dal punto di vista intellettivo e comunicativo: non aveva capacità attentive (con un condizionamento delle abilità mnestiche), non era in grado di esprimersi attraverso i movimenti e i gesti e appariva moralmente insensibile e rozzo.

Pinel concluse che: "I suoi atti esterni, limitati ad una sorta di istinto animale, ci hanno suggerito l'idea di paragonarlo coi ragazzi e con gli adulti le cui facoltà mentali sono più o meno lese e che, incapaci di provvedere al loro mantenimento, sono confinati negli ospizi nazionali"[13], di fatto mettendo sullo stesso piano il ragazzo selvaggio e i ragazzi con disturbi mentali dell'istituto in cui lavorava (*Bicêtre*). Il caso di Victor non rientrava dunque in alcun modo né nella problematica relativa allo stato di natura né in quella sulle conseguenze

---

13 Sulpizio A. F., Sauvagerie e malattia mentale da Pinel a Truffaut: <https://bit.ly/3s5YAIF> (ultima consultazione: 2 luglio 2022 h. 10:00).

derivanti da un allontanamento dell'individuo dalla società. Era stata la natura, secondo Pinel, ad aver posto il ragazzo nelle condizioni in cui si trovava ossia quella di una menomazione organica difficilmente sanabile. L'unica via da imboccare per tentare il recupero del *ragazzo dell'Aveyron* era pertanto l'assistenza sanitaria.

Jean Itard non fu dello stesso avviso. Victor non poteva essere assimilato ai malati mentali dell'ospedale di Bicêtre. Era un individuo affetto da una forma particolarmente grave di ritardo evolutivo che colpiva organi sensoriali, funzioni intellettive, capacità di nutrire sentimenti causato dalla vita errabonda e solitaria. Non c'era da stupirsi: era stato abbandonato dai genitori in tenera età e, pur riuscendo a sopravvivere, era cresciuto fuori dalla comunità umana. Lo stato di Victor, secondo Itard era solo di "apparente idiozia": il ragazzo era "idiota" a causa della condizione d'isolamento sociale e della mancanza di educazione, non un idiota congenito. Decise quindi di accoglierlo in casa sua dandogli una identità sociale (il nome Victor, appunto) iniziando così una relazione educativa con la collaborazione della governante, Madame Guerin.

Itard elenca gli obiettivi della rieducazione del selvaggio dell'Aveyron (Itard J. M, 1801-1806/2009, p. 30):

1.  fargli amare la vita in società, rendendogliela più piacevole di quella che allora vi conduceva e, soprattutto, più simile a quella che da poco aveva abbandonato;

2.  risvegliare la sensibilità nervosa con i più energici stimolanti e talora sfruttando i più vivaci affetti dell'animo;

3. estendere la sfera delle sue idee, sviluppando in lui nuovi bisogni e moltiplicando i suoi rapporti con gli esseri circostanti;

4. condurlo all'uso della parola, provocando l'esercizio dell'imitazione mediante l'imperiosa legge della necessità;

5. esercitare per qualche tempo sugli oggetti dei suoi bisogni fisici le più semplici operazioni della mente, per poi trasferire l'applicazione di queste ultime sugli oggetti della sua istruzione.

Dopo cinque anni di terapia pedagogica (dal 1801 al 1806), Victor aveva imparato a leggere e a scrivere un certo numero di parole e a servirsene per comunicare con i suoi simili; aveva stabilito legami affettivi con chi si prendeva cura di lui. Tuttavia egli rimase con interessi limitati, con capacità di comunicazione molto ridotte fino alla morte, nel 1928, a quasi quarant'anni.

L'interesse verso Victor era dettato anche dal fatto che il ragazzo evocasse in qualche modo il mito del buon selvaggio di Rousseau: l'uomo in natura è buono e felice, perché preservato dalla corruzione della civiltà. Purtroppo le aspettative furono parzialmente disattese, come fa intendere lo stesso Itard:

In totale contrasto con tali aspettative, si vide un fanciullo disgustosamente sporco, affetto da movimenti spasmodici e spesso convulsivi, che faceva incessantemente avanti e indietro nella stanza come certi animali in gabbia, mordendo e graffiando coloro che lo servivano; infine, indifferente a tutto, incapace di prestare attenzione a qualche cosa. (Itard J. M, 1801-1806/2009, p. 24).

Itard si mostra soddisfatto dei risultati raggiunti ma anche amareggiato per la loro incompletezza: "Troppo arretrato rimaneva, pur dopo tanti anni, lo stato generale di Victor: «nullità quasi assoluta degli organi dell'udito e della parola»; «modo lento e penoso» dello sviluppo delle facoltà intellettuali" (Moravia, 1982, p. 21)[14].

Nonostante questa consapevolezza, la pratica di Itard ha una chiara valenza pedagogica e i suoi scritti lo rendono pioniere della pedagogia scientifica e dell'ortopedagogia, aprendo la strada alle scoperte di Séguin.

Quest'ultimo, allievo di Itard, è considerato l'ispiratore dell'*educazione integrale dei deboli*. Egli criticò fortemente studiosi quali Pinel ed Esquirol[15] accusandoli di non aver osservato abbastanza

---

14  Moravia S., *Il recupero del "diverso". Psichiatria e psicopedagogia nel caso del ragazzo selvaggio dell'Aveyron* in Filosofia e scienze umane nell'età dei lumi, Firenze, Sansoni, (pp. 271-303): <https://bit.ly/3OUlifh> (ultima consultazione: 2 luglio 2022 h. 17:00).

15  "Psichiatra (Tolosa 1772 - Parigi 1840), il massimo rinnovatore della psichiatria nel sec. 19°. Allievo e continuatore di Ph. Pinel, dedicò tutte le sue energie a eliminare i pregiudizi di vario genere che tenevano gli alienati fuori di ogni legge umana, e per affermare il concetto che l'alienazione mentale è una vera e propria malattia, cui si deve far fronte con criteri scientifici e, in ogni caso, con metodi umani". Treccani: <https://bit.ly/3AkhUqb> (ultima consultazione: 22 luglio 2022 h. 10:00).

gli "anormali" e di essersi dilungati troppo in elaborazioni teoriche giungendo alla conclusione che questi fossero incurabili. Al contrario Séguin voleva dimostrare la possibilità di recupero funzionale delle abilità residue di questi individui attraverso interventi educativi globali che facessero leva su aspetti affettivi e motivazionali, sull'esperienza sensoriale ludica, concreta.

Nell'educazione degli "idioti" era "fondamentale prima di tutto esercitare i sensi, attraverso un approccio senso-motorio che riesce a collegare l'attività fisica con l'individualità e con la socializzazione" (Cambi, 1995, p. 388). L'interesse di Séguin per la stimolazione sensoriale lo portò alla creazione di materiale strutturato, che sarà di grande ispirazione per Maria Montessori per i bambini della scuola dell'infanzia nel 1948.

> L'idiozia non è una malattia; è uno stato nel quale le facoltà dell'intelletto non si sono mai manifestate o non si sono potute sviluppare sufficientemente in modo che l'idiota abbia potuto acquisire conoscenze inerenti all'educazione che gli individui della sua età, posti nelle medesime condizioni, ricevono (E. Séguin, Traitement moral. Hygiène et éducation des idiots et des autres enfants arriérés, Paris, Baillière, 1846)[16].

---

16  Sani R., *Storia dell'educazione speciale*, Slide n. 51, Università degli Studi di Macerata: <https://bit.ly/3AXINA6> (ultima consultazione: 31 agosto 2022 h. 10:00).

Séguin sperimentò una metodologia sistematica innovativa per la sollecitazione delle funzioni intellettive, il cosiddetto *metodo dei tre tempi*: fissazione (ripetizione per prove ed errori, attenzione e concentrazione), riconoscimento (memoria a breve e lungo termine, giudizio, discriminazione), evocazione mentale (ragionamento e intelletto).

Si tratta di un metodo che la stessa Maria Montessori[17] riprenderà (con quella che definirà lezione in tre tempi"[18]) riadattandolo alle sue esigenze educative.

---

17  In proposito, Giovanni Bollea: "Certamente Montessori ha letto Séguin molto prima della sua famosa relazione su 'L'Educazione morale dei deficienti' al Congresso di Pedagogia del 1898 a Torino. Tra il 1898 e il 1900 traduce per sé in italiano la prima edizione del 1846 di Séguin e si fa costruire tutto il materiale didattico di Séguin. Va a Parigi e a Londra per studiare l'applicazione del metodo, ma con sua grande sorpresa trova che tutti parlano di Séguin ma il libro è quasi introvabile e nessuno conosce o adotta il suo metodo (...) E la Montessori 60 anni dopo (1907) volle sperimentare il metodo di Séguin apportando alcune modifiche al metodo..." in Besio S., *Dall'esclusione all'inclusione: l'evoluzione del quadro nel contesto italiano*: <https://bit.ly/3vbDlpQ> (ultima consultazione: 2 luglio 2022 h. 19:00).

18  Metodomontessori.it, La lezione in tre tempi: insegnare al bambino la nomenclatura degli oggetti: <https://bit.ly/3OQPMyK> (ultima consultazione: 2 luglio 2022 h. 10:00).

## 1.3 Verso l'educabilità

Mentre dal punto di vista legislativo non si contemplava ancora l'istruzione degli alunni con disabilità nella scuola pubblica (la Legge Casati del 1859 non dava alcuna indicazione in merito), alla fine del XIX secolo i nuovi orientamenti della comunità scientifica avevano modificato l'approccio metodologico in direzione di una possibile integrazione dei disabili nella società. La neuropsichiatria non era ancora una disciplina autonoma (lo divenne solo a partire dagli anni Venti). Un grande contributo lo diede Sante De Sanctis il quale intuì che le malattie mentali dell'adulto affondavano le loro radici nell'infanzia e che una osservazione più attenta di questa fase della vita avrebbe potuto avere una funzione preventiva e predittiva.

Molte strutture rivolte all'assistenza e alla cura dei minori con problemi neuropsichiatrici furono realizzate nella prima metà del Novecento. Nel 1915 si aprì a Milano l'Istituto Medico-Pedagogico Treves, chiamato poi "Treves-De Sanctis"; nel 1930 a Roma (De Sanctis) e a Genova (Cerletti) si inaugurarono i primi reparti infantili. Nello stesso periodo si diffusero le classi differenziali e sorsero vari Istituti Medico-Pedagogici (IMPP) a Milano, Venezia, Roma, Firenze, Salerno. In molti di questi istituti esistevano reparti che ricoveravano minori con gravi disturbi, i quali venivano sottoposti alla rigida logica di custodia e contenimento (Calamoneri in Persico, 2017)[19]. Fino

---

19  Calamoneri F., *Storia della neuropsichiatria infantile in Italia e nel mondo*: <https://bit.ly/36pL36a> (ultima consultazione: 10 luglio 2022 h. 10:00).

all'abolizione degli istituti psichiatrici grazie alla Legge Basaglia, il ricovero veniva consigliato dallo stesso pediatra in tutti i casi in cui il bambino presentasse una minorazione, da quella mentale a quella sensoriale. Tra i ricoverati ritroviamo, infatti, anche i sordi (descritti nel 1858 da Don Giulio Tarra come "creature irragionevoli") e i ciechi. Ma nella lettura delle cartelle cliniche di alcuni ospedali come quello di Bologna emergono anche altri particolari:

> Sorprende molto rilevare che le motivazioni che furono alla base del ricovero di ben 77 minori riguardavano le seguenti malattie: "rogna", "prurigine", "impetigine", "ectima alle mani", "eczema pilare al capo", "porrigine furfuracea a rogna". Probabilmente il rischio di infezioni aveva rappresentato la causa del loro allontanamento dalla famiglia, visto che, una volta guariti, furono poi dimessi. Sempre al riguardo, si rileva che nel 1849 compaiono 7 casi di ricoverati con la caratterizzazione di "rognoso/a carità". Questo lascia desumere che il manicomio si configurasse come importante sede della rete istituzionale cittadina preposta a raccogliere i minori bisognosi di cura, spesso in assenza di ulteriori possibilità e alternative (Gentili & Raimondo, 2021)[20].

---

20  Gentili C., Raimondo R. *Bambini e ragazzi negli ospedali psichiatrici tra Otto e Novecento: un'indagine tra le carte dell'Istituzione Gian Franco Minguzzi di Bologna*, 25/01/2021 in "Rivista di storia dell'educazione": <https://bit.ly/3snJCwn> (ultima consultazione: 15 luglio 2022 h. 12:00).

Spesso, come si sosterrà in uno dei prossimi capitoli, il manicomio non era il ricovero dei minorati ma luogo di emarginazione sociale.

In questo quadro, ancora confuso e in evoluzione, si inserisce il contributo di Maria Montessori.

Maria Montessori nacque il 31 agosto 1870 a Chiaravalle, una cittadina vicino ad Ancona, prima e unica figlia di Alessandro Montessori e Renilde Stoppani. Sono ampiamente note l'autodeterminazione e la caparbietà che le permisero, in conflitto con la volontà paterna, di frequentare una Scuola Tecnica Superiore prima e la Facoltà di Medicina dopo. Il suo desiderio di laurearsi in medicina nasceva dall'impegno sociale e dall'amore per la biologia insieme: la professione medica le avrebbe permesso di conciliare questi due interessi consentendole di alleviare il dolore e riparare le ingiustizie.

Purtroppo la medicina era allora esclusivamente appannaggio degli uomini in quanto si riteneva che le donne fossero inadatte a sopportare la pressione fisica e psicologica. Il professor Guido Baccelli, all'epoca direttore della cattedra di Clinica Medica dell'Università di Roma, rispose così a Maria che voleva frequentare il suo corso:

Escludo che lei, signorina Montessori, possa frequentare il mio corso. Apprezzo il suo amore per la medicina, ma non è una cosa per donne. Se il suo scopo è quello di aiutare gli altri, può fare l'infermiera o la crocerossina. Non il medico, in mezzo agli uomini. Le renderebbero la vita impossibile, mi dia retta, ne stia lontana. Siamo una casta gelosa delle nostre conquiste e del nostro territorio. Mi chiederebbe di andarsene dopo un mese[21].

Maria Montessori fu tra le prime donne italiane a ottenere il titolo di dottore in Medicina e Chirurgia (si laureò con una tesi in neuropatologia preparata sotto la guida di Sante De Sanctis); successivamente si candidò (con uno pseudonimo) a un posto da assistente presso la clinica psichiatrica di Santa Maria della Pietà di Roma.

L'esperienza in questa clinica le permise di rafforzare i suoi obiettivi personali e riconfermarli. Ancora molti anni dopo, considerava il suo incontro con quelle creature sventurate e dimenticate dalla società l'esperienza iniziatica che aveva determinato la missione della sua vita (Cfr. Waldschmidt, 2010, Cap. 1).

Ci fu in particolare un evento che agevolò il suo cambio di direzione: dalla semplice medicina alla pedagogia, passando dalla medicina sociale. Un giorno si trovò a visitare il reparto pediatrico di un manicomio. I bambini erano puliti dal punto di vista igienico ma non avevano giocattoli o altre occupazioni ed erano costretti a starsene in silenzio, apatici sulle loro panche. Chi doveva prendersi cura di loro li

---

21 Casa culturale di San Miniato Basso, *Maria Montessori,* 2013: <https://bit.ly/3nxmlGm> (ultima consultazione: 12 luglio 2022 h. 15:00).

riteneva privi di qualsiasi interesse. L'unica forma di cura era l'assistenza nei bisogni fondamentali: mangiare e dormire. Non era prevista nessuna attività che ne stimolasse i sensi o l'intelletto.

La caposala si lamentò subito con lei per il comportamento di alcuni bambini che si buttavano a terra per raccogliere le molliche di pane e manipolarle per creare delle forme.

La Montessori riconobbe nel gioco con la mollica il bisogno di fare, di essere in contatto con il mondo e vide nei loro occhi *una fiammella d'intelligenza* presente in tutti gli esseri umani.

> In un lampo d'intuizione, capì che i piccoli non cercavano tanto qualcosa da mangiare, quanto qualcosa da fare. Le loro manine brancolavano per stabilire un contatto col mondo! Una misteriosa forza interiore spingeva quei bambini a sviluppare il corpo, la mente, la personalità: invece di essere tenuti isolati e quasi imprigionati avrebbero dovuto essere liberati. Come era possibile stabilire un contatto con loro? (Mario Montessori)[22].

Quest'esperienza non l'avrebbe mai abbandonata tanto che fu colta subito dalla curiosità di cercare studi e testimonianze che potessero aiutare quei bambini trascurati e ignorati dagli adulti.

---

22 Mario Montessori ha raccontato l'esperienza delle briciole di pane in un articolo scritto per Readers Digest nel 1965: <https://bit.ly/3RDUxgH> (ultima consultazione: 2 settembre 2022 h. 19:00).

Dopo il conseguimento della laurea e l'internato presso la clinica psichiatrica di Santa Maria della Pietà, trascorse un periodo di tempo a Parigi dove incontrò Bourneville, neuropsichiatra e direttore del manicomio di Bicêtre, che le permise di conoscere gli studi di Itard e del suo allievo Séguin.

Maria Montessori fu profondamente influenzata da Itard tanto che di lui scrisse:

> Itard fu il primo che abbia tentato una metodica educazione del senso dell'udito, nell'Istituto dei sordomuti fondato da Pereire a Parigi, riuscendo a rendere udenti i sordastri; e in seguito, avendo avuto in cura un fanciullo idiota detto il selvaggio dell'Aveyron, estese a tutti i sensi quei metodi educativi che già avevano dato per l'udito eccellenti risultati. Allievo del Pinel, Itard fu il primo educatore a praticare l'osservazione dell'allievo, similmente a quanto si faceva negli ospedali per l'osservazione dei malati, specialmente per i malati del sistema nervoso. I lavori pedagogici dell'Itard sono interessantissime descrizioni minuziose di tentativi e di esperienze pedagogiche: e chi oggi li legge, deve convenire che quelle furono le prime prove della psicologia sperimentale (Montessori in Saccuti, 2015, p. 42)[23].

---

23 Saccuti E., *Maria Montessori e il suo metodo,* 2015: <https://bit.ly/3AoLWsV> (ultima consultazione: 20 luglio 2022 h. 19:00).

Anche Séguin fu per la Montessori fonte di grande ispirazione soprattutto per l'elaborazione del *metodo fisiologico* e l'uso di materiali strutturati:

> [...] Fu così che interessandomi agli idioti, venni a conoscere il metodo speciale di educazione per questi infelici bambini ideato da Séguin e in genere a penetrare l'idea allora nascente anche tra i medici pratici dell'efficacia di cure pedagogiche per varie forme morbose come la sordità, l'idiozia, il rachitismo (Montessori, 1948/2013).

Dunque Maria Montessori aveva maturato l'idea che fosse necessario occuparsi dei bambini frenastenici non solo dal punto di vista sanitario e assistenziale ma anche pedagogico. Nel corso del Congresso Pedagogico di Torino (1898), accusò senza mezzi termini i pedagogisti di una certa chiusura mentale verso gli "anormali", lamentando il fatto che i bambini internati fossero totalmente disconosciuti dalla società e vivessero in condizioni di profonda carenza educativa. L'intuizione di Maria Montessori fu quella di ricondurre la "questione dei deficienti" a un problema pedagogico e di educazione morale e non (prevalentemente) alla scienza medica. Proprio per questo premette sulla necessità che fosse lo Stato a farsi carico del problema educativo dei "deficienti", con interventi didattici individualizzati.

Accanto all'importanza di un'educazione speciale, Maria sottolineò la necessità di formare personale docente specializzato per il supporto di questi bambini. Il passo successivo fu pertanto quello di fondare, nel Novecento, la Scuola Magistrale Ortofrenica. Dopo aver frequentato la scuola, gli insegnanti sarebbero stati in grado di procedere all'anamnesi, alla compilazione della carta biografica e alla valutazione delle funzioni di senso dell'attività psichica. A questo scopo la scuola si era dotata di un vero e proprio laboratorio di psicologia scientifica (Cfr. Istituto Giulio Cesare Ferrari, 2017)[24]. La scienza faceva così il suo ingresso nel mondo dei frenastenici.

La tensione di Maria Montessori verso l'impegno sociale le farà replicare il suo metodo scientifico anche con i bambini "sani" ma che vivevano in condizioni di marginalità e trascuratezza (nel 1907 nel quartiere San Lorenzo di Roma aprì la Casa dei Bambini).

Siamo nel primo ventennio del XX secolo: pur in assenza di una regolamentazione legislativa, nelle scuole italiane vengono inaugurate alcune esperienze nelle quali si tenta l'accoglienza di alunni "ritardati" in classi differenziali o in scuole speciali.

---

24  Istituto Giulio Cesare Ferrari, *La nascita della scienza dell'infanzia,* 2017: <https://bit.ly/3a8IGqE> (ultima consultazione: 19 luglio 2022 h. 10:00).

## 1.4 Gli istituti assistenziali tra il primo e il secondo dopoguerra

Con la Riforma Gentile lo Stato sancì l'obbligo scolastico fino al quattordicesimo anno di età di tutti gli alunni, anche dei sordi e dei ciechi (in assenza di anomalie gravi).

Tolti i disabili sensoriali, però, rimanevano i minori con problemi intellettivi e psichici ("anormali psichici") che non avrebbero avuto alcuna collocazione senza le iniziative di Comuni e privati. Il vuoto normativo fu colmato con il Regio Decreto del 5 dicembre 1928, n. 577 che istituiva classi differenziali per studenti con lievi ritardi, scuole speciali per ciechi e sordi e istituti speciali per i casi più gravi.

Le classi differenziali accoglievano per lo più bambini destinati a tornare in breve tempo nelle classi comuni. Si trattava, anche secondo lo psichiatra Giuseppe Montesano, di bambini che avevano uno sviluppo tardivo o con lievi anomalie psichiche o sensoriali (per questo spesso venivano definiti "falsi anormali"). Affidate a insegnanti provenienti dalle scuole magistrali ortofreniche, le classi differenziali avevano ottenuto ottimi risultati soprattutto negli anni Trenta: buona parte degli allievi erano stati promossi e alcuni di essi avrebbero frequentato la scuola secondaria.

Vi erano però altri bambini con alterazioni più gravi per i quali le classi differenziali non risultavano adeguate. Per questi alunni erano sorte nel tempo alcune scuole autonome o asili-scuole (teorizzate da De Sanctis), che accoglievano al massimo cinquanta bambini i quali potevano comunque rimanere nel loro ambiente familiare. Queste

34

scuole, a differenza degli Istituti Medico-Pedagogici, non sradicavano i bambini dalla famiglia e dal territorio in quanto non prevedevano l'internato. Si trattava di scuole spesso all'avanguardia dal punto di vista tecnologico, in quanto erano dotate di tutti quegli ausili necessari a sviluppare l'autonomia e l'emancipazione dei disabili.

In alcune province queste scuole non erano molto diffuse pertanto l'unica soluzione rimaneva quella degli Istituti Medico-Pedagogici (con internato), soluzione che permetteva il ricovero anche notturno dei bambini. Purtroppo se pur denominati "Istituti Medico-Pedagogici" molti di questi istituti non si rivelarono all'altezza né dal punto di vista medico né dal punto di vista pedagogico: i bambini e i ragazzi vi venivano spesso ammassati senza distinzione e in condizioni igieniche inadeguate.

Fortunatamente, anche per via di una maggiore sensibilizzazione all'educazione degli "anormali" e dei nuovi studi in campo neuropsichiatrico, si assistette a una progressiva transizione dagli Istituti Medico-Pedagogici alle *scuole speciali e classi differenziali*. La separazione (attraverso un sistema a doppio binario) era funzionale alla difesa sociale e al controllo dell'infanzia disabile. La scuola si auto-conservava e tutelava, avendo "categorie omogenee di scolari con interventi uniformi e ordinamenti rigidamente prefissati" (Sagramola, 1989, p. 22).

Ma una grande consapevolezza iniziava a farsi strada insieme a una nuova mentalità alimentata da ideali democratici, quella di due principi della Carta Costituzionale, entrata in vigore nel 1948:

Tutti i cittadini hanno pari dignità sociale e sono eguali davanti alla legge, senza distinzione di sesso, di razza, di lingua, di religione, di opinioni politiche, di condizioni personali e sociali. È compito della Repubblica rimuovere gli ostacoli di ordine economico e sociale, che, limitando di fatto la libertà e l'eguaglianza dei cittadini, impediscono il pieno sviluppo della persona umana e l'effettiva partecipazione di tutti i lavoratori all'organizzazione politica, economica e sociale del Paese (Art. 3, Costituzione Italiana).

Ogni cittadino inabile al lavoro e sprovvisto dei mezzi necessari per vivere ha diritto al mantenimento e all'assistenza sociale. I lavoratori hanno diritto che siano preveduti ed assicurati mezzi adeguati alle loro esigenze di vita in caso di infortunio, malattia, invalidità e vecchiaia, disoccupazione involontaria. Gli inabili ed i minorati hanno diritto all'educazione e all'avviamento professionale. Ai compiti previsti in questo articolo provvedono organi ed istituti predisposti o integrati dallo Stato. L'assistenza privata è libera (Art. 38, Costituzione Italiana).

## 1.5 La nascita della pedagogia speciale

Il cambiamento di prospettiva portò la pedagogia definita "emendativa" a diventare pedagogia speciale.

Buona parte dei contributi di medici e pedagogisti illuminati vissuti tra Ottocento e Novecento sono legati da un *fil rouge,* ossia dall'idea che la presenza di una minorazione non escluda la possibilità di migliorare la vita dell'individuo con interventi al suo sostegno ma che anzi ne rafforzi l'importanza.

Tutto questo non sarebbe possibile senza la relazione e la progettualità educativa che sono alla base della pedagogia speciale.

Come sostiene Marisa Pavone (2014, Par. 1.3):

> Uno dei compiti strategici della Pedagogia Speciale è quello di distinguere nel soggetto le componenti legate al disturbo clinico – di competenza diretta di altre discipline, per l'eventuale riduzione, in ottica interdisciplinare – ricercando tutte le condizioni utili ad annullare le barriere, cioè lo svantaggio, la difficoltà conseguente alla relazione con il contesto di vita sociale e culturale […].

Inizialmente i bambini venivano considerati soggetti inferiori; la cura verso di loro mirava alla riabilitazione medica e alla rieducazione. Per molto tempo si è identificato il disabile con il suo limite, sottovalutando l'importanza della sua identità, della sfera sociale, delle abilità che può sviluppare sentendosi parte di una comunità.

Nel corso del XX secolo inizia a diffondersi una metodologia innovativa che considera gli aspetti affettivi e motivazionali, l'esperienza sensoriale concreta e ludica, che supera il modello di educazione individuale inaugurato da Itard e che nel 1839 conduce Séguin all'apertura di una *scuola per idioti*, ponendo così le condizioni di una prima presa in carico istituzionale dell'educazione speciale (Cfr. Pavone, 2014).

Proprio Séguin fu il primo a comprendere la necessità di ricondurre l'*idiozia* alla norma (vedasi nota n. 15). Si condivide in proposito quanto scritto su Séguin da Mura e Zurru (2015) secondo i quali: "Trattare l'idiozia come una condizione di norma, piuttosto che come un accidente disumanizzante, come al tempo era considerata, aggiunge un ulteriore elemento di chiarezza alla definizione di antesignano della Pedagogia Speciale, ma anche precursore della più recente intuizione che sta alla base della formulazione del concetto di disabilità espresso dal modello bio-psicosociale[25] dell'ICF[26]".

---

25 "Il modello biopsicosociale consente di cogliere la fenomenologia umana nella sua interezza. Esso, infatti, pone sullo stesso piano sia gli aspetti riguardanti la salute della persona, coerentemente con un modello medico, che gli aspetti di partecipazione sociale, coerentemente con un modello cosiddetto sociale cioè più orientato sugli aspetti sociali, ponendo tutto in relazione con i fattori ambientali" in Centro Studi Pedagogia della mediazione: <https://bit.ly/3cBL2zB> (ultima consultazione: 31 agosto 2022 h. 15:00).

26 Classificazione Internazionale del Funzionamento della Disabilità e della Salute.

In Italia grazie all'iniziativa di Sante De Sanctis, Giuseppe Ferruccio Montesano e Maria Montessori (solo alcuni degli illustri personaggi che contribuirono al cambiamento di prospettiva nei confronti dell'infanzia disabile), si riconobbe l'urgenza di affiancare la cura educativa alle cure mediche. Anzi per la prima volta nella storia, l'educazione tende a prevalere sulla medicina.

Il modello educativo di Sante De Sanctis (che rientra ancora nella formula della "pedagogia emendativa") prevedeva un intervento multidisciplinare di più figure professionali, una corretta organizzazione degli spazi, l'educazione fisica e motoria, il canto e la stimolazione sensoriale.

La cura dell'ambiente educativo era anche una delle componenti fondamentali della pedagogia montessoriana: secondo Maria Montessori il bambino "anormale", se sollecitato con l'uso di materiale strutturato in un ambiente ricco di stimoli, poteva migliorare le proprie facoltà cognitive. Si stava diffondendo l'idea che l'attenzione verso il disabile non potesse riguardare una sola dimensione ma dovesse essere "integrale".

Il Novecento è caratterizzato da un ampio dibattito sull'educazione speciale: in molti paesi europei viene sancito il diritto all'educazione dei soggetti disabili, gli insegnamenti di pedagogia speciale e neuropsichiatria infantile entrano nei piani di studi universitari, in Italia si inizia a teorizzare il superamento delle scuole speciali a favore dell'integrazione (un percorso, questo, non condiviso da altri paesi europei).

I bambini "anormali", quindi, vengono sottratti all'isolamento e all'emarginazione per promuovere l'espansione delle loro capacità potenziali puntando sull'ambiente e sulla socializzazione.

La progettualità educativa insita della pedagogia speciale permette di trovare e rivalutare continuamente l'esistenza dell'equilibrio tra il campo della realtà e quello delle possibilità: da una parte il limite, il deficit, dall'altra le opportunità generate dalle interazioni con l'ambiente e i pari. Ogni limite, infatti, per quanto difficile sia affermarlo, permette a ogni individuo di esplorare nuovi territori della conoscenza. Gli ostacoli in una relazione educativa con un disabile possono essere diversi ma il loro superamento è parte del percorso educativo stesso (Cfr. Pavone, 2014).

L'educabilità non è solo, o tanto, una caratteristica del soggetto, quanto del nostro modo di intendere l'educazione e l'insegnamento: per educare qualcuno bisogna credere che egli sia educabile, accettare di correre il rischio e la sfida di contribuire a fare evolvere la sua umanità positivamente (Pavone, 2014, Par. 1.3).

# CAPITOLO II - Bambini reclusi

## 2.1 Danni legati a una precoce ospedalizzazione

Secondo uno studio condotto da Ezio Sartori nell'Ospedale di Santa Maria della Pietà a Roma dal 1914 al 1974 vi sono stati 3.758 ricoveri di 2.761 bambini (con età al di sotto di quindici anni). I bambini erano circa il 3% del totale.

Guardando la tabella 2.1.1 su suggerimento di Sartori, possiamo osservare come i piccoli ricoverati per la prima volta prima dei cinque anni di età avessero una probabilità di morire in manicomio all'incirca doppia rispetto a quella dei bambini ricoverati la prima volta dopo i cinque anni (Sartori, 2014, p. 55, 56).

**TABELLA 2.1.1** *Differenza del numero di decessi in base all'età dei ricoverati*

| Età | N. ricoverati | N. decessi | % decessi |
|---|---|---|---|
| Da 0 a 4 anni | 293 | 83 | 29 |
| Da 5 a 14 anni | 2.468 | 325 | 13 |
| Totale | 2.761 | 410 | 15 |

*Fonte: Sartori, 2014, p. 56*

È quindi evidente che nella primissima infanzia la privazione materna rappresenti un grave fattore di rischio, come dimostrato da alcune ricerche condotte nel corso del Novecento.

In questo paragrafo si vuole approfondire il tema dell'importanza della relazione madre-figlio[27] nelle prime fasi di sviluppo del bambino, prendendo a prestito le teorie più note in ambito psicologico.

Lo scopo di questo approfondimento è quello di riflettere su come il rapporto con la famiglia (assente o carente) abbia inciso sulla sorte di molti dei bambini segregati nei manicomi o (per analogia) nei brefotrofi.

L'ipotesi che si sostiene è che se questi bambini, alcuni di quattro o cinque anni, avessero avuto una relazione genitoriale valida, all'interno di un contesto ricco di stimoli, la loro vita non sarebbe stata diversa da quella dei bambini considerati "normali". Molti dei piccoli ricoverati, invece, furono figli della miseria, della povertà educativa e affettiva e questa fu per certi versi la causa stessa dell'istituzionalizzazione. Non a caso alcuni degli studi più recenti hanno evidenziato come le dimensioni di alcune parti importanti del cervello si ricolleghino ad alcuni fattori socio-economici quali il reddito dei genitori, il livello di istruzione, le competenze e gli stili genitoriali e gli eventi avversi che colpiscano la famiglia e i bambini nei primi anni di vita (4-5) (Alushaj *at al.* 2021)[28].

---

27 Psicologi e psichiatri parlano di "madre" riferendosi alla figura di riferimento del bambino, al caregiver. Può non essere la madre biologica.

28 Alushaj A., Capra P., Di Pilato M., Tamburlini G., *Promuovere lo sviluppo del bambino, prevenire le disuguaglianze Interventi efficaci e racco-*

Una delle principali teorie utili a definire la relazione madre-figlio è senza dubbio la teoria dell'attaccamento. A fare da apripista sul tema furono John Bowlby con la trilogia intitolata *Attaccamento e perdita* e Mary Ainsworth con i suoi lavori osservativi. L'ipotesi avanzata è che esista una predisposizione biologica del bambino nel ricercare e mantenere la prossimità di chi si prenda cura di lui (*figura di attaccamento*), assicurandogli la sopravvivenza. Si tratta di un bisogno di sicurezza e rassicurazione che non ha nulla a che fare con la ricerca di cibo.

> Il bambino ha una tendenza innata a tenersi in contatto con un altro essere umano e ad attaccarvisi. In questo senso c'è il «bisogno» di un oggetto indipendentemente dal cibo, bisogno che è non meno primario del «bisogno» di cibo e di calore. Propongo di parlare, in questo caso, di «teoria dell'attaccamento primario all'oggetto» (Bowlby, 1969/1999, p. 180).

La figura di attaccamento assurge al ruolo di "base sicura" e permette al bambino di esplorare senza paura l'ambiente, attività fondamentale per l'apprendimento e per lo sviluppo di capacità emotive, comunicative e relazionali. Possiamo anche aggiungere che il

---

*mandazioni,* 2021: <https://bit.ly/3caWX73> (ultima consultazione: 12 luglio 2022 h. 15:00).

corpo materno è il primo "ambiente" che il bambino esplora prima di dirigere la sua attenzione verso l'esterno.

L'essere umano è l'essere vivente che più dipende dalla madre per imparare a sopravvivere. La crescita e lo sviluppo di un individuo sottostanno non solo a condizioni evolutive e ambientali ma anche alle esperienze educative del bambino a partire dalla sua nascita.

Infatti leggiamo:

> Si ritiene essenziale per la salute mentale che l'infante e il bambino sperimentino un rapporto caldo, intimo e ininterrotto con la madre (o un sostituto materno permanente), nel quale entrambi possono trovare soddisfazione e godimento. (Bowlby, 1973/2000, p. 11).

> Nel bambino piccolo la fame dell'amore e della presenza materna non è meno grande della fame di cibo" (Bowlby, 1969/1999, p. 13).

Bowlby fu influenzato dagli studi etologici di Konrad Lorenz e da quelli di Psicologia Comparata[29] di Harry Harlow. In particolare fu colpito dall'esperimento che fece quest'ultimo con alcune giovani scimmie poste in gabbia e private delle loro madri: queste furono

---

29  La psicologia comparata è la branca della psicologia che studia il comportamento degli animali.

sostituite da due madri fantoccio, una in metallo (in grado di fornire cibo), l'altra realizzata con un tessuto morbido. Le scimmie preferirono i feticci di tessuto morbido a dimostrazione del fatto che i piccoli cercassero protezione e sicurezza prioritariamente rispetto ad altri bisogni quali la ricerca di cibo. Gli studi di Harlow, inoltre, portarono alla consapevolezza che i cuccioli separati dalla madre non erano in grado di costruire legami con altre scimmie anche una volta messi in libertà. Negli esperimenti successivi, molto cruenti ma significativi, le piccole scimmie crebbero isolate per molto tempo con a disposizione solo cibo e acqua. Una volta in libertà si notò che non interagivano con i propri simili e non avevano l'istinto della riproduzione. Le femmine furono inseminate artificialmente ma menomarono o uccisero i propri cuccioli.

Si ipotizzò (non potendolo sperimentare concretamente) che anche nella vita dell'uomo vi fossero periodi sensibili per la formazione dei primi legami affettivi e che, in assenza della relazione di attaccamento con una figura di riferimento, i danni potessero essere irreversibili.

Di grande rilevanza furono le scoperte sugli effetti patologici evidenziati in bambini ospedalizzati o istituzionalizzati a causa della separazione dalla famiglia e della discontinuità delle figure assistenziali. Si vedano, ad esempio, gli studi di Anna Freud e Dorothy Burlingham (1943) sugli orfani della Seconda Guerra Mondiale o quelli di René Spitz (1946) e quelli di James Robertson (1953) sui bambini ospedalizzati.

Anna Freud e Dorothy Burlingham nella loro esperienza in nidi residenziali che ospitavano orfani di guerra sottolinearono come fosse difficile trovare una figura sostitutiva della madre nei primi anni di vita; i bambini, nel corso dello studio, tendevano ad attaccarsi a una o più infermiere ma il rapporto sembrava ambivalente (possessivi e gelosi in alcune situazioni, ostili e indifferenti in altre).

Sulla base di questi contributi e sulle indagini svolte in prima persona in vari paesi europei, Bowlby pubblicò nel 1951 un rapporto sulla salute mentale dei bambini abbandonati che gli fu commissionato dall'Organizzazione Mondiale della Sanità. Nella relazione evidenziò come la carenza di cure materne e la privazione materna potessero avere ripercussioni rilevanti sullo sviluppo della personalità ed essere causa di gravi disturbi non solo in età infantile ma anche in età adulta.

Il rapporto si chiudeva con un appello ai governi affinché dedicassero attenzione alle famiglie incapaci di accudire i propri figli onde evitare il loro abbandono per incuria o incapacità genitoriale; sottolineava l'importanza della formazione del personale preposto alla cura dell'infanzia e al sostegno della famiglia; richiamava con forza gli enti sociali e l'opinione pubblica sul fatto che la cura affettiva fosse un fattore di protezione sociale importante quanto la cura della salute fisica. Bowlby contribuì in modo determinante a sollevare questioni rilevanti per una diversa considerazione dell'infanzia dal punto di vista storico, sociale oltre che psicologico e psicanalitico.

Per Bowlby fu subito evidente il rapporto fra la cura del bambino e la cura della famiglia: aiutare le famiglie in difficoltà a mantenere i rapporti con i propri figli e predisporre il sostegno necessario per non dover ricorrere a ricoveri nell'istituto dei minori in situazioni di svantaggio sociale erano quindi un dovere primario di ogni società civile.

Un altro concetto fondamentale che emerge da questo documento è quello dei *cicli di privazione*: infatti "un bambino trascurato, crescendo diventerà un genitore trascurante in un circuito sociale che si autoperpetua: le esperienze avverse vengono internalizzate dal bambino che cresce, in modo tale da condurre ad altre esperienze avverse [...]" (Bowlby, 1952). In tal modo, dice Bowlby, si autoalimenta il circolo negativo delle nevrosi. Con una concentrazione di sforzi sociali, economici e psicologici, la società è in grado di invertire questi circoli negativi in modo tale che in due o tre generazioni tutti i ragazzi e le ragazze possano fornire ai propri figli una vita felice e stabile.

Dopo aver stabilito che i bambini privi di cure materne fossero in realtà gravemente svantaggiati, Bowlby, introdusse gli studi sulla qualità della vita familiare rilevando alcune linee guida affinché si potesse parlare di una qualità relazionale *sufficientemente buona*. Un ruolo importante, in questa seconda parte del rapporto, è rivestita dall'ambiente, rappresentato dalla famiglia ma anche dalle istituzioni che prendono in carico bambini senza famiglia.

Reggie, che era venuto a stare da noi quando aveva solo cinque mesi, ritornò a casa da sua madre quando aveva un anno e otto mesi, e al suo ritorno al nido, due mesi dopo,

47

era rimasto con noi. Nel periodo passato con noi, sviluppò due rapporti appassionati con due giovani infermiere che si curavano di lui in periodi diversi. Il secondo attaccamento venne interrotto bruscamente a due anni e otto mesi, quando la «sua» infermiera si sposò. Reggie era completamente sperduto e disperato dopo la partenza di lei, e si rifiutò di guardarla quando venne a fargli visita una quindicina di giorni dopo. Quando lei gli parlava, voltava la testa dall'altra parte, ma quando se n'era andata guardava la porta che si era richiusa dietro di lei. La sera a letto si rizzò su dicendo: «La mia, proprio mia Mary-Ann! Però io non le voglio bene» (Bowlby, 1973/2000).

Robertson, a seguito delle ricerche fatte nei nidi residenziali e negli ospedali, evidenziò come l'allontanamento dalle cure materne fosse paragonabile per il bambino a un lutto: "Il bambino non conosce la morte, ma solo l'assenza: e se l'unica persona che potrebbe soddisfare il suo bisogno imperioso è assente, potrebbe anche essere morta, tanto schiacciante è il senso di perdita che opprime il bambino" (Robertson, 1953/1973). Questo sentimento di tristezza nel bambino perdura per tanto tempo e non si placa facilmente. Robertson arricchì la sua documentazione con alcuni filmati come *A Two-Year-Old Goes to Hospital* (1952)[30] in cui emergono alcuni comportamenti ripetitivi della

---

30 *A two year old goes to Hospital*, James Robertson, Vimeo: <https://bit.ly/3z2fICl> (ultima consultazione: 13 luglio 2022 h. 14:00). Vedi anche: Bowlby J., Robertson J., *A Two-Year-Old Goes to Hospital*, *Proceeding of the Royal Society of Medicine*, Vol. 46, Sectional page 11,

bambina (Laura) privata della figura materna. Bowlby cita il caso della piccola Laura, di soli due anni e quattro mesi, in *Attaccamento e perdita. La separazione dalla madre* per parlare delle reazioni del bambino piccolo alle separazioni. Si tratta proprio di rabbia orientata verso il genitore da cui si è separato, un'emozione che perdura anche con il ricongiungimento.

Bowlby si chiede a cosa serva questa rabbia, quale sia la sua funzione biologica; egli suggerisce che in caso di separazione temporanea, la rabbia contribuisce a superare gli ostacoli al ricongiungimento; inoltre serve a scoraggiare la persona amata dall'andarsene nuovamente. Se la perdita è permanente, come nel caso del lutto, la rabbia non ha una funzione: nella prima fase del lutto non si crede che la perdita sia permanente e si pensa che sia ancora possibile ritrovare la persona perduta e rimproverarla per il suo comportamento (Cfr. Bowlby 1973/2000).

> Le nostre osservazioni ci dicono che per la maggior parte dei bambini sotto i quattro anni nessuna quota di amore e comprensione può rimpiazzare l'assenza della madre. Quando i medici si renderanno conto del fatto che il benessere emotivo è indissolubilmente legato al benessere fisico, si riuscirà sicuramente a creare l'organizzazione che consenta la permanenza di un genitore con il bambino ospedalizzato. Anche pensando solo al benessere fisico, la

20/11/1952: <https://bit.ly/3zu9b3P> (ultima consultazione: 2 luglio 2022 h. 19:00).

considerazione dei bisogni emozionali del bambino dovrebbe in fin dei conti aver la precedenza sui regolamenti dell'ospedale, sugli orari, e sulla pulizia del pavimento. Departments of Pediatrics and Anesthesiology, Albany Medical College N. Y., *Reducing Emotional Trauma in Hospitalized Children* (Robertson, 1973).

Altri studi degni di nota sono quelli condotti da Renè Spitz nei brefotrofi viennesi (1938) e newyorkesi (dalla Seconda Guerra Mondiale in poi). Il lavoro di Spitz può essere considerato una pietra miliare per la preziosa indagine sull'importanza della relazione madre-bambino nella *costituzione di un nuovo individuo*: il figlio. Spitz introduce la *sindrome della depressione anaclitica*, tipica dei bambini che vengono privati di cure materne, durante la loro permanenza in brefotrofi o nidi residenziali. Le conclusioni alle quali perviene l'autore sono le ipotesi iniziali da cui prese le mosse la ricerca di Bowlby. Attraverso il concetto di carenze di cure materne, si esemplifica il ruolo della madre e della relazione genitoriale per la costruzione delle strutture psichiche che determinano la nascita di un soggetto, di un individuo, di una persona.

Secondo alcuni il problema dell'igiene mentale del piccolo ospedalizzato si risolve quando la madre viene ricoverata insieme al figlio; questa teoria, che vede al centro il rapporto madre-figlio, non è senza contraddizioni. Nel tempo il concetto di "carenze materne" ha subito alcune critiche perché si ritiene che questa relazione sia stata da alcuni (soprattutto Robertson) un po' idealizzata. Sono rimasti a margine infatti alcuni fattori come la quantità e la qualità di cure e degli stimoli ricevuti dal bambino in ambiente estraneo, il tipo di relazione prima della separazione (rapporto che può anche essere conflittuale), la dimensione sociale e l'evoluzione della società industriale (in cui il rapporto genitoriale cambia con la riduzione del numero di figli) (Di Blasio, Ugazio, 1979, pp. 60-61).

Oltre ai danni causati dalla precoce ospedalizzazione si condivide quanto scritto da Alice Miller (2004) in *La rivolta del corpo: i danni di un'educazione violenta* in merito alle conseguenze sul bambino della violenza vissuta nel corso dell'infanzia.

> Picchiare un bambino equivale sempre ad abusare di lui: le conseguenze sono gravi e spesso si protraggono per tutta la vita. Il corpo infantile conserva dentro di sé l'esperienza della violenza subita, violenza che l'individuo adulto rivolgerà poi contro altri individui o contro interi popoli. Ma avviene anche che il bambino picchiato la rivolga contro se stesso, sprofondando nella depressione, cercando aiuto nella droga, ammalandosi gravemente, trovando scampo solo nel suicidio o nella morte precoce.

Nelle storie che seguiranno emerge come gran parte di queste giovani vite siano state condizionate dall'assenza di punti di riferimento, calore, amore, famiglia. Per molto tempo i bambini hanno subito la violenza degli adulti: quella dei genitori, che li hanno allontanati e abbandonati, quella fisica e psicologica degli infermieri e degli psichiatri.

Molti di questi bambini sono riusciti a crescere, a reinserirsi nel tessuto sociale ma i ricordi della segregazione, della sopraffazione, della perdita d'identità sono rimasti indelebili nella loro memoria.

## 2.2 Santa Maria della Pietà a Roma

Dispersi[31]

A noi, dispersi dal tempo

non è rimasto altro che una lieve traccia

Lasciataci dalla natura

A noi, navigatori solitari

non è concessa la stella dei ricordi

Solo un lieve palpito all'imbrunire

Lasciate che il mio cuore non gema

per le piaghe infette da cui è ricoperto

Ridete pure della mia solitudine

perché

A noi dispersi dal tempo

non è concesso altro che il turpiloquio.

Il Manicomio della Provincia di Roma, poi Ospedale di Santa Maria della Pietà, è stato inaugurato il 31 maggio 1914 da Re Vittorio Emanuele III.

---

31 La poesia è di un ex degente di Santa Maria della Pietà, Nicola; la trascri-zione è tratta da Fuori dal manicomio parte 2, YouTube:<https://bit.ly/ 3cr1pyJ> (ultima consultazione: 21 luglio 2022 h. 14:00).

Il primo bambino ricoverato si chiamava Caterina e aveva quattro anni. Fu la prima di 2.761 bambini ospitati dall'ospedale fino al 1974. Vi morirà dopo 828 giorni per un attacco epilettico.

Nella struttura erano presenti due padiglioni pediatrici: il padiglione XIII da cinquanta posti per i bambini recuperabili ("tranquilli") e il padiglione XIX di quaranta per i bambini gravi, irrecuperabili ("sudici") (Sartori, 2014, p. 35).

Fin dai primi anni Quaranta i padiglioni pediatrici sono stati oggetto di denunce per via delle condizioni igienico-sanitarie in cui versavano i piccoli pazienti; tali denunce, però, non furono sufficienti a smuovere le coscienze e a difendere i bambini dalla precoce ospedalizzazione.

Adriano Ossicini – lo stesso che più tardi a fine anni Settanta promosse e firmò la Legge Basaglia – nel 1944 divenne assessore alla Sanità della Provincia di Roma. Dopo una visita presso il manicomio scrisse una relazione all'Assemblea dei Deputati Provinciali in cui sosteneva che:

> [...] è semplicemente assurdo, che dei bambini, quali che siano i loro disturbi psichici, debbano trovar posto in un ospedale psichiatrico per adulti fatto secondo la legge del 1904, ossia ad alto livello di isolamento e di segregazione... ma la cosa più drammatica, cari colleghi, e antigiuridica, è che per ragioni economiche, ossia per arrivare al recupero delle rette su base di legge, questi bambini siano

trattati anche giuridicamente come malati di mente (Sarto-ri, 2014, p. 30).

Ossicini trovò fin da subito paradossale che i bambini potessero essere considerati *pericolosi per sé e per gli altri* e che fosse così diffusa l'idea d'irrecuperabilità dei piccoli ospiti. Si prefisse, quindi, di classificare meglio questi fanciulli per evitare di mettere nello stesso posto uno schizofrenico, un ipodotato e un bambino abbandonato. Anche De Sanctis appoggiò la sua posizione.

GRETA[32] – Greta ha quattordici anni e viene ricoverata due volte presso il Manicomio di Santa Maria della Pietà. È una dei sei figli di un boscaiolo, un alcolista, un violento che percuote quotidianamente sua moglie fino a ucciderla (in presenza dei bambini).

Viene internata, nonostante sia minorenne, nel padiglione femminile con la diagnosi: "lieve stato di eccitamento in debole di mente".

La relazione dell'assistente sociale mette in luce alcuni aspetti della vita della bambina: sua madre muore quando lei ha due anni e tre mesi, non cammina, non parla, ha paura del buio. Durante la pubertà inizia a essere aggressiva con le insegnanti e fa dispetti che mettono in pericolo la sua incolumità e quella altrui.

---

32  La storia di Greta è tratta da *Bambini Dentro* di Ezio Sartori.

All'esame psichico risulta un lieve deficit mentale ma la ragazza riesce a integrarsi nel reparto e comunica con i suoi familiari. Dopo essere stata dimessa, rientra in reparto per una "crisi di nervi".

L'ospedale le troverà una sistemazione solo dopo cinquantacinque giorni.


ALBERTO[33]– Alberto nasce in una famiglia povera. Quando ha cinque anni il padre muore improvvisamente per infarto costringendo la madre, che lavora mezza giornata, a mettere lui e la sorella in collegio (i due bambini vengono separati e mandati in due collegi differenti).

La vita del collegio è dura e faticosa per Alberto: i soprusi e le violenze sono all'ordine del giorno sia da parte delle suore sia da parte dei compagni e il ragazzo si chiude in se stesso. "Tutti sembravano volere solo una cosa, quando ero bambino: che non parlassi. E io obbedivo, non parlavo" dice Paolini, intervistato da Walter Veltroni per il Corriere della Sera[34].

Quando Alberto ha dodici anni viene mandato dai preti Salesiani. Due facoltosi "benefattori" giunti a visitare il collegio, decidono di compiere un atto caritatevole a favore di un piccolo orfano e chiedono di occuparsi proprio di lui[35]. Nel corso del soggiorno di Alberto nella

---

33  La storia di Alberto è tratta da *Avevo solo le mie tasche* di Alberto Paolini.

34  Veltroni W., *Alberto Paolini: "I miei 42 anni in un manicomio perché ero un bimbo silenzioso"*: <https://bit.ly/3B7rICp> (ultima consultazione: 10 settembre 2022 h. 14:00)

35  Sembra che la donna avesse fatto un voto: se suo figlio, in fuga dai nazisti, si fosse salvato, i due avrebbero adottato un orfano (Cfr. Paolini,

loro casa, però, i coniugi iniziano a nutrire alcuni dubbi sul ragazzo per via del comportamento che sembra non essere adeguato alla sua età (viene infatti descritto come *molto taciturno e poco allegro*).

> Stetti a casa loro per un po' e poi loro mi seguirono nel tempo. Ma da lontano. Perché a un certo punto anche loro pensarono che stessi male. Ero poco esuberante, per essere un bambino. E parlavo poco. Ma che volevano da me? Era quello che tutti, da mia madre al collegio delle suore fino ai salesiani, mi avevano imposto di fare [36].

Ricoverato presso la Clinica Psichiatrica dell'Università, Alberto viene sottoposto a diversi test e osservazioni per cinque mesi, al termine dei quali i medici convengono che i problemi del ragazzo siano dovuti ai maltrattamenti subiti nei collegi e all'educazione repressiva familiare (Alberto racconta, infatti, che la madre urlava spesso, lo picchiava e che non si sentiva amato: "A mia sorella voleva bene, a me no"), per cui decidono di dimetterlo. Al termine della degenza sembra, però, che sia i benefattori sia i Salesiani non vogliano più occuparsi di lui e l'unico posto che può prenderlo in custodia è l'Ospedale Psichiatrico di Santa Maria della Pietà.

Siamo nel 1948 e i collegi sono pieni di bambini orfani di guerra: molti di essi non hanno alcun reale disturbo psichiatrico ma vengono trasferiti in manicomio perché non hanno più nessuno, sono in totale

---

2016).

36 Veltroni W., *Alberto Paolini: "I miei 42 anni in un manicomio perché ero un bimbo silenzioso"*: <https://bit.ly/3B7rICp> (ultima consultazione: 10 settembre 2022 h. 14:00)

stato di abbandono. Tutti i bambini ricoverati vengono inseriti nella comunità manicomiale con la *certificazione di pericolosità per sé e per gli altri*, indipendentemente dall'effettiva pericolosità sociale.

Sebbene Alberto abbia già quindici anni, i medici decidono di internarlo nel reparto dell'infanzia, poiché è fisicamente molto minuto; tuttavia, per errore e inefficienza, viene inserito nel padiglione degli adulti.

Come altri degenti, adulti o minori, subisce spesso l'elettroshock, un nuovo "metodo di cura" ideato dal Professor Cerletti e basato sulla somministrazione di scariche elettriche:

> Mi hanno messo lì, mi tenevano stretto, io piangevo, volevo scappare via. A quel punto non ho sentito più nulla, sono caduto in coma perché quando passa la corrente si perde completamente la coscienza. Ho cominciato a scrivere ma non cose inventate, una specie di diario però il diario non lo potevo tenere perché richiedeva molto spazio. *Io avevo solo nelle mie tasche* per conservare le cose che scrivevo[37].

Rimane ricoverato per quarantadue anni (dal 1948 al 1990) sulla base di un colloquio sommario e superficiale con il medico e di qualche annotazione degli infermieri sul suo "stato depressivo".

---

37 Trascrizione tratta da Vive per 42 anni in manicomio senza un motivo: "Con l'elettroshock sono finito in coma", YouTube: <https://bit.ly/3cn63h4> (ultima consultazione: 22 luglio 2022 h. 15:00).

Grazie all'intervento della benefattrice, Alberto viene trasferito in un altro reparto, quello dei lavoratori. Prima del trasferimento ha un incontro con il primario (probabilmente il neuropsichiatra Sante De Sanctis), il quale sembra molto adirato per come sia stato gestito il suo caso e per la somministrazione dell'elettroshock.

Dagli anni Novanta, vive in una casa famiglia, insieme ad altri ex pazienti e incontra spesso Adriano, uno degli infermieri che gli è rimasto accanto anche dopo l'esperienza del manicomio.

> Com'è possibile, mi domando a volte camminare sui prati verdi e avere l'animo triste?
> Essere immersi nel caldo del sole mentre tutto d'intorno sorride e avere l'angoscia nel cuore? Lasciate a noi le vostre tristezze!
> A noi che non possiamo andare nei prati e non vediamo mai il sole.
>
> Alberto Paolini, 42 anni di manicomio[38]

---

38  Alberto Paolini ha partecipato ad un progetto teatrale chiamato *La pecora nera* con Ascanio Celestini: <https://bit.ly/3OeuA5e> (ultima consultazione: 22 luglio 2022 h. 15:00).

## 2.3 Manicomio di Collegno e Villa Azzurra a Grugliasco

L'utilizzo degli ampi spazi circondati dal verde alle porte di Torino presso la Certosa di Collegno[39] (ex luogo di culto dell'Ordine certosino, edificata su iniziativa di Maria Cristina di Francia)[40] fu deciso nel 1852 a causa della saturazione dell'ospedale psichiatrico di Via Giulio. Quest'ultimo divenne un manicomio femminile, mentre tutti gli uomini vennero trasferiti a Collegno, anche per lavorare nella neonata colonia agricola (progetto in cui venivano coinvolti anche i bambini).

Il manicomio di Collegno ospitava prevalentemente adulti maschi ma fu realizzata anche una sezione (la sezione 10), per ragazzi dai dodici ai diciotto anni.

Villa Azzurra era un Istituto Medico-Pedagogico situato in periferia, al confine tra due Comuni (Collegno e Grugliasco). Vi venivano ricoverati bambini anche molto piccoli, generalmente figli di genitori poverissimi se non orfani, bambini in carrozzina, epilettici, ipovedenti. Compiuti i quattordici anni molti di loro sarebbero finiti a Collegno, il manicomio degli adulti, salvo che la famiglia non si rendesse disponibile a riaccoglierli.

L'istituto divenne tristemente noto come il *manicomio dei bambini* per l'elevata presenza dei minori ricoverati (a metà degli anni Sessanta erano almeno duecento) e fu chiuso per via di un'indagine –

---

39   Storia del Manicomio di Collegno, YouTube: <https://bit.ly/3uSrugu> (ultima consultazione: 22 luglio 2022 h. 19:00).

40   La Certosa Reale di Collegno: <https://bit.ly/3yOSdvz> (ultima consultazione: 22 luglio 2022 h. 17:00).

prima giornalistica poi giudiziaria – che portò a processo il responsabile della struttura, Giorgio Coda.

Coda veniva chiamato *l'elettricista*, per la sua propensione a usare l'elettroshock anche e soprattutto come mezzo punitivo. "Diceva alla suora: «Si è fatto la pipì addosso? Sì? Insegniamogli a non farla più»" (Gaino, 2017): l'elettroshock lombo-pubico (una variante di quello transcranico che prevedeva l'applicazione degli elettrodi ai genitali) veniva utilizzato sia con i bambini che bagnavano il letto sia con i ragazzi che venivano "accusati" di pratiche masturbatorie.

I suoi metodi correttivi e le sue punizioni erano altamente degradanti.

L'indagine giornalistica[41] che portò a quella giudiziaria fu realizzata dal settimanale "L'Espresso" il quale, nel 1970, aveva pubblicato a piena pagina la foto di una bambina legata mani e piedi alle sponde del letto (Cfr. Ivaldi, 2018). L'articolo di Gabriele Invernizzi descriveva la condizione dei piccoli degenti di Villa Azzurra, lasciati nel degrado e nella totale deprivazione. Lo scandalo accelerò la chiusura dell'ospedale dei bambini, molti dei quali, però, furono trasferiti in posti ben peggiori.

Giorgio Coda fu riconosciuto colpevole dal Tribunale di Torino, condannato per maltrattamenti a cinque anni di prigione, all'interdizione perpetua dai Pubblici Uffici e all'interdizione per cinque anni dalla professione medica.

---

41 L'articolo (datato 20 luglio 1970) era di Gabriele Invernizzi con le foto di Mauro Vallinotto e titolava: "Ma è per il suo bene!"

Il comportamento dell'imputato esprime un radicale tradimento delle funzioni tipiche del medico […]. Il Coda ha maltrattato i pazienti rendendosi conto delle sofferenze fisiche e morali che essi pativano ingiustamente, volendo espressamente le condotte causative di tali sofferenze, sapendo e volendo con esse instaurare un clima di sopraffazione, fortemente vessatorio delle personalità dei soggetti passivi (Papuzzi, 1977, "Nota introduttiva").

La bimba nella foto in prima pagina si chiamava Maria, aveva dieci anni e morì pochi anni dopo, annegata nella vasca all'interno della struttura in cui qualcuno avrebbe dovuto prendersi cura di lei.

ANGELO – Angelo (Gaino, 2017, p. 17), entra a Villa Azzurra a tre anni perché figlio di una giovane donna e di un uomo che non vuole riconoscerlo. Senza una reale motivazione, gli assistenti sociali decidono di metterlo in manicomio invece di optare per l'istituto Levi, un collegio per bambini poveri ma "normali". A Villa Azzurra diventa "oppositivo", scappa, si nasconde e viene punito: a soli quattro anni viene quotidianamente legato al termosifone o al letto (condizione purtroppo usuale nei manicomi per bambini).

In quegli anni viene nominato direttore del manicomio di Grugliasco, Giorgio Coda.

Angelo subisce l'elettroshock cinquantadue volte e tutte le volte gli sembra di morire. In un'intervista rilasciata ad Alberto Gaino accenna agli abusi sessuali degli infermieri sulle bambine dagli undici ai tredici anni semplicemente perché "più sviluppate":

Gli abusi ce li ho stampati nel cervello più di tutto il resto. C'era l'infermiere che si prendeva e si portava, dove solo lui sapeva, le bambine più sviluppate. Che avevano tredici anni, ma anche undici. La suora caporeparto, quella che andava tanto d'accordo con Coda, lo copriva. Ce ne furono una o due, di quelle bambine, che erano diventate grosse, la suora ci diceva: «Mangiano tanto, troppe caramelle». Quali caramelle? Non ne vedevamo mai. Poi, quell'una o due bambine non le abbiamo più viste. Ho capito e saputo dopo anni che l'infermiere le aveva messe incinte. Erano abusi, i suoi, che erano diventati *adusi*. Abitudini nel linguaggio comune. Come i massaggi che un'infermiera bionda faceva a noi più piccoli quando ci faceva il bagnetto. L'infermiera pianista (Gaino, 2017, p. 19).

Si tratta di un argomento tabù, quello degli abusi sessuali nei manicomi a scapito dei piccoli ricoverati. La maggior parte delle annotazioni portano in luce aspetti della "sessualità" di questi bambini (nelle cartelle cliniche si parla, ad esempio, di "pratiche masturbatorie degli adolescenti") ma sembra sia di secondario interesse il fatto che molti di essi vengano violati dagli adulti con il benestare di medici e infermieri (quando non direttamente da questi ultimi).

ALBERTINO[42] – La storia di Albertino inizia come quella di tanti altri bambini finiti in manicomio per non aver avuto la fortuna di nascere in una famiglia solida e benestante.

La madre, rimasta sola (il padre fa perdere le sue tracce dopo essersi arruolato nella Legione Straniera), inizia a prostituirsi e affida, con grande sofferenza, il bambino all'orfanotrofio "Sacro Cuore" di Montaldo di Cerrina (AL) quando Alberto ha tre anni[43]; quando cerca di riprenderlo il giudice minorile decide per la decadenza della responsabilità genitoriale di entrambi i genitori. Dall'orfanotrofio il bambino tenta sempre di scappare, perché vuole rivedere sua madre.

Albertino finisce in manicomio per colpa di una biglia: sembra che gli altri bambini lo accusino di aver barato e lui, per custodirla la mette in bocca, senza immaginare che l'avrebbe involontariamente inghiottita.

Nell'ospedale di Casale Monferrato mostra irrequietezza mista a malinconia a causa di un problema di salute. L'irrequietezza lo porterà,

---

42  Si tratta di Albertino Bonvicini (successivamente Berlanda). Fu princi-
palmente la sua testimonianza agli assistenti sociali che portarono a processo Giorgio Coda. Molti dei piccoli malati furono chiamati a testimo-
niare nel corso dell'udienza.

43  Nel bellissimo DVD allegato a *Fate la storia senza di me* (a cura di Mirko
Capozzoli) il direttore dell'orfanotrofio, Renato Celeste, dice che la deci-
sione della madre fu molto sofferta ma necessaria: il bambino viveva in
pessime condizioni igienico-sanitarie, lei si prostituiva e il suo protettore
era molto violento.

nonostante gli esami neurologici con esito negativo, a essere ricoverato presso il manicomio di Collegno, il manicomio degli adulti. Dopo due mesi, a soli nove anni, viene trasferito a Villa Azzurra. L'assistente sociale, nella relazione che descrive il suo caso, ravvisa la causa del suo stato emotivo nel grave stato di abbandono.

A Villa Azzurra conosce Giorgio Coda che lo prende di mira, sottoponendolo a lunghe contenzioni e a un numero elevato di elettroshock lombo-pubici e transcranici per piegarlo al suo volere. Il ragazzo è ribelle, scappa e "non rispetta le regole" nonostante continui richiami e punizioni.

La psicologa di Villa Azzurra chiama gli assistenti sociali dicendo loro che se non avessero supportato il bambino, sarebbe stato mandato nuovamente nel manicomio degli adulti. È attraverso i colloqui di Alberto con l'assistente sociale che si viene a conoscenza della drammatica situazione nell'istituto.

> Egli, infatti, di intelligenza normale, anzi superiore alla norma a detta dei suoi insegnanti, fu sottoposto a cure più ipnotiche che neurotrofiche: gli venivano giornalmente somministrate una fiala di Ganiribetal (mattino), Librium (sera), più supposte di Bronomil e gocce di Neurotil (tutto ciò è dichiarato dal minore). Alberto non aveva potuto integrarsi coi compagni, per lo più gracili mentali, epilettici, caratteriali gravi, in genere di quattro anni più vecchi di lui, quindi fisicamente più forti e robusti. Frequentava infatti la terza elementare ove i suoi compagni erano ragazzi di tredici e quattordici anni.

Ribellandosi a un ambiente inadatto, veniva spesso punito con permanenza a letto, cinghiato ai polsi e alle caviglie; afferma Alberto che talvolta il castigo durava anche quattro intere giornate (ventiquattro ore su ventiquattro) [...]. Riferisce Alberto che il direttore dell'istituto (il dott. Coda) aveva investito alcuni ragazzi della carica di "giornalista ": questi avevano il compito di segnare su un foglio gli avvenimenti della giornata. Se due compagni litigavano, il loro litigio aveva l'onore della cronaca e il direttore, per punirli, stabiliva un incontro di lotta libera, che terminava solo quando uno dei contendenti cadeva a terra, sanguinante (Papuzzi 1977, p. 34)[44].

Grazie ai colloqui con gli assistenti sociali, all'intervento dell'*Associazione per la lotta contro le malattie mentali* e all'accresciuto interesse della stampa sulle condizioni dei manicomi, la storia di Albertino finisce sul tavolo di un magistrato.

Per la prima volta, i "malati di mente" sono testimoni in un processo. Giorgio Coda viene condannato a cinque anni per abuso dei mezzi di correzione: è la prima volta che uno psichiatra viene ritenuto responsabile per i suoi mezzi terapeutici. Purtroppo non sconta la sua condanna perché è Magistrato Onorario presso il Tribunale dei Minorenni.

---

44  Si tratta della relazione dell'assistente sociale emersa nel corso del processo (raccontato nel dettaglio in *Portami su quello che canta* di Papuzzi).

Agli inizi degli anni Settanta il ragazzo viene adottato da una famiglia, i Berlanda, ma è irrequieto, scappa, ruba e finisce nel carcere minorile Ferranti Aporti da cui esce, supportato dalla sua nuova famiglia. Inizia a frequentare circoli della sinistra extraparlamentare e partecipa sia all'aggressione di Giorgio Coda (1977) insieme a un commando di Prima Linea – al collo di Coda fu appeso un cartello: "Il proletariato non perdona i propri torturatori" (Ivaldi, 2018, p. 179) – sia al rogo del bar Angelo Azzurro, in cui muore uno studente universitario, Roberto Crescenzio.

Passa quasi tre anni in carcere nel corso dei quali scrive un diario (pubblicato nel 2011 da Mirko Capozzoli[45]). Negli anni seguenti se pur la sua vita sembra essere più stabile (lavora con Giuliano Ferrara in RAI) inizia a fare uso di eroina e muore di AIDS nel 1991 a soli trentatré anni.

ANGELA – "La storia di Angela è come una prigione"[46]: così comincia un articolo pubblicato su "La Stampa" nel 1998. È la storia di Angela C., nata nell'ex ospedale psichiatrico di Collegno il 10 gennaio del 1946 e vissuta nello stesso posto per cinquantadue anni[47]. "Figlia del manicomio", si potrebbe dire.

---

45 Bonvicini A. (A cura di Mirko Capozzoli), *Fate la storia senza di me*, Torino, Add Editore, 2011.

46 Tutta la storia di Angela C. in Crosetti M., Custodero A., *Nata in manicomio, non l'ha mai lasciato. La figlia del manicomio* in "La Repubblica", 24 dicembre 1998 <https://bit.ly/3NgcTBK> (ultima consultazione: 2 luglio 2022 h. 19:00).

47 Angela aveva cinquantadue anni nel 1998.

Angela nasce sana da una madre malata ed è quindi in manicomio ancor prima di nascere. I "matti" diventano i suoi punti di riferimento. Questa esperienza non può che trasformarla in malata nel corso del tempo: "Alienazione regredita ad autismo" è la diagnosi.

Come può essere altrimenti? Mentre buona parte dei bambini trova una diversa sistemazione, Angela rimane sola in un manicomio, "normale tra i matti". Non ha una storia, una famiglia che si occupi di lei.

La sua vita ha una svolta nel 1998. La donna viene trasferita in una comunità di recupero e seguita da un'infermiera che riesce a comunicare con lei: "Batte le ciglia per dire sì e per dire no", dice. E poi stringe la mano a chi la sfiora, dà baci, sorride. Inoltre *decide* di scartare o accettare il cibo, *decide* se vestirsi in un certo modo o meno. Questa capacità decisionale viene ben interpretata dai medici che associano alla scelta il suo tentativo di crearsi un'identità.

In altre situazioni, Angela si chiude in se stessa e da questo si deduce che non sia mai veramente uscita dal manicomio.


Eppure:


[...] bastava fare quello che fa l'infermiera di Angela: sedersi davanti a lei e ascoltarla, darle da mangiare, lasciarle mettere un camicione a fiori, accarezzarla. Come dire esisti. Come dire ti voglio bene. Nulla che possa restituire la salute, il futuro, le immagini di un mondo mai visto. Però a qualcosa è servito, se Angela ha imparato a dire sì con un battito di ciglia (Crosetti & Custodero, 1998).

## 2.4 L'ospedale psichiatrico di Gorizia

Si è scelto di inserire in questo capitolo l'esperienza dell'ospedale psichiatrico di Gorizia per il ruolo di apripista che questa struttura ha avuto nell'avvio della "rivoluzione basagliana".

Inaugurato nel 1911, fu distrutto durante la Prima Guerra Mondiale (periodo nel quale tutti i malati vennero trasferiti in altri ospedali in Friuli e in Veneto) e riaperto solo nel 1933.

Basaglia vi arrivò nel 1961, dopo essere stato escluso dalla carriera universitaria a causa delle sue idee non in linea con la psichiatria del tempo. Il manicomio all'epoca ospitava 650 degenti e aveva padiglioni distribuiti in un grande parco, pieno di alberi e fiori, di fatto poco utilizzato dai malati, che venivano legati ai tronchi degli alberi o alle panchine, anche quelle poche volte che venivano portati all'aria aperta.

Basaglia rimase molto turbato dalla condizione dell'ospedale: non si aspettava di trovare catene, camicie di forza e degrado. Così, sebbene il direttore potesse vivere all'interno del manicomio insieme alla sua famiglia, decise di vivere fuori dalla struttura.

Il suo modello ideale era quello delle comunità terapeutiche ideate dallo psichiatra inglese Maxwell Jones, un modello basato su un'organizzazione orizzontale, con un rapporto paritario tra utenti e operatori sanitari (e non su un'organizzazione rigidamente gerarchica).

Nell'intervista di Nino Vascon sull'esperienza di Gorizia, alla domanda "Da quali considerazioni siete partiti?" Basaglia risponde in modo straordinario, con uno spirito che potremmo definire più pedagogico e filosofico che medico-scientifico:

> Si è partiti dall'incontro con la realtà manicomiale, che è tragica perché oppressiva. Non era possibile che centinaia di uomini vivessero in una condizione disumana solo perché erano malati, e non era possibile che noi - in qualità di psichiatri - ne fossimo artefici e complici. Il malato mentale è «malato» soprattutto perché è un escluso, abbandonato da tutti; perché è una persona senza diritti, nei confronti della quale tutto è possibile. Per questo noi neghiamo, dialetticamente, il nostro mandato sociale che ci richiederebbe di considerare il malato come un non-uomo e, negandolo, neghiamo il malato come non-uomo. Sul piano pratico, noi neghiamo la disumanizzazione del malato come risultato ultimo della malattia, imputandone il livello di distruzione alla violenza dell'asilo, dell'istituto, delle sue mortificazioni, prevaricazioni e imposizioni; che ci rimandano poi alla violenza, alle prevaricazioni, alle mortificazioni su cui si fonda il nostro sistema sociale. Tutto questo è potuto avvenire perché la scienza - sempre al servizio della classe dominante - aveva deciso che il malato mentale era un malato incomprensibile e, come tale, pericoloso e

imprevedibile, lasciandogli come unica possibilità la morte civile (Basaglia, 1968/2014, p. 45).

Sotto la sua direzione e prendendo spunto proprio dall'idea di comunità terapeutiche la vita manicomiale cambia: "La vita dell'ospedale è regolata da assemblee di reparto e da assemblee generali. I malati riacquistano un ruolo umano e sociale. Gestiscono se stessi, la loro esistenza, attraverso una continua comunicazione con chi li cura. Soppressa la cura carceraria dell'istituzione, si comincia a studiare la natura del pregiudizio"[48].

La storia che segue è parte della preziosa testimonianza di Alberta Basaglia in *Le nuvole di Picasso*. Alberta Basaglia, psicologa delle donne e degli adolescenti e organizzatrice di un centro sulla violenza sessuale, ha vissuto insieme ai genitori il tempo della "rivoluzione" di Gorizia. Nel corso della narrazione si chiede, con un tono di terrore misto a tenerezza, dove sarebbe finita lei, ipovedente, negli anni in cui bastava non essere conformi per essere rinchiusi in manicomio.

GABRIELLA[49] – Sembra che Gabriella C. nasca sana, nel 1941 e cresca nella norma fino all'età di un anno, quando contrae il morbillo.

---

48  *I giardini di Abele*, Zavoli incontra Basaglia (richiesta registrazione), Rai-Play: <https://bit.ly/3aGAFK1> (ultima consultazione: 22 luglio 2022 h. 14:00).

49  La storia è tratta dal capitolo "Gabriella C." in Basaglia A., *Le nuvole di Picasso*, Milano, Feltrinelli, 2016. Ebook.

A sei anni viene operata per "mastoidite sinistra" e successivamente "mastoidite destra" ma quel momento in poi la bambina ha frequenti crisi epilettiche e paralisi della mano. La piccola inizia ad avere problemi di comportamento e dell'umore tanto da minare la convivenza familiare. "Capricciosa, instabile nell'umore, non ligia alle comuni norme di convenienza, con frequenti crisi d'ira", scrive il medico. Viene quindi internata nel manicomio di Gorizia.

Al ricovero Gabriella viene descritta inizialmente come tranquilla e mite, con una discreta competenza linguistica, mnestica ed emotiva, sa leggere e scrivere. In una cartella di qualche anno dopo (1949) risulta invece "noiosa, disobbediente, petulante e vagola per il reparto senza motivo, spesso presa da accessi convulsivi da grande male".

Gli eccessi continuano anche negli anni seguenti e la bambina si provoca spesso ecchimosi alla testa. Per evitare che si faccia del male medici e infermieri le mettono in testa un casco di gommapiuma che terrà a lungo, per diciannove anni. Gabriella viene nuovamente descritta come "malata sregolatissima, manesca, indocile, esigente, malignamente vendicativa".

Nel 1959 tira calci agli altri ricoverati e viene legata. Seguono anni di stati febbrili, ferite da caduta e infine l'ultima data, quella del 1970: "La paziente è caduta in uno stato stuporoso, alle 14.10 cessa il battito cardiaco (obitus)".

## CAPITOLO III - Dall'esclusione all'inclusione

### 3.1 Manicomi e marginalità sociale

I malati internati in manicomio appartengono a una ben
precisa classe sociale, il proletariato.

(Franco Basaglia,
1979/2000, p. 63)

Con queste parole Franco Basaglia mette in relazione la condizione dei malati mentali internati nei manicomi agli strati più bassi della popolazione, costretti a vivere ai margini della società. Il manicomio diventa quindi luogo di oppressione, strumento di controllo della devianza, degli emarginati e degli "improduttivi". In *Conferenze brasiliane* e ne *L'istituzione negata* porterà questo discorso alle estreme conseguenze sostenendo che anche famiglia, scuola, fabbrica, università, ospedale rappresentino istituzioni della violenza, strumenti di controllo sociale necessarie allo Stato per conservare intatta la propria struttura.

Tale relazione tra marginalità e manicomio appare significativa non solo nel corso del Novecento ma anche nei secoli precedenti.

Gli "anormali" erano spesso mendicanti e vagabondi rinchiusi, senza distinzione, in carceri, ospizi oppure ospedali per liberare le città da soggetti che creavano instabilità sociale. Molti di essi erano anime perse, sole, abbandonate fin dall'infanzia da una famiglia in forte imbarazzo per la stravaganza e per l'ingestibilità dei loro comportamenti.

Su *psichyatryonline.it*, Luigi Benevelli[50] cita Enrico Ferri, noto penalista italiano vissuto tra Ottocento e Novecento, che nel suo trattato *Sociologia criminale* (1892) scrive:

> La legge universale di evoluzione ci mostra che il progresso di ogni specie vivente si deve ad una continua selezione operata con la morte dei meno atti alla lotta per l'esistenza, selezione che nell'umanità, e del resto, embrionalmente, anche fra gli animali, come si fa naturalmente, si può anche fare in omaggio alle leggi della vita artificialmente. Sarebbe quindi conforme, non solo al diritto ma alle leggi naturali, alla selezione artificiale, l'estirpare dal seno della società gli elementi nocivi, gli individui antisociali, non assimilabili, deleteri.

Secondo Ferri era pertanto dovere dello Stato individuare i soggetti a rischio che avrebbero potuto minare la stabilità sociale. Tra questi vi erano anche gli "esposti" ossia i figli illegittimi o non riconosciuti (quindi in stato di abbandono). Si riteneva infatti che questi

---

50  A tal proposito, sarebbe interessante approfondire Benevelli L., *Figlie e figli di nessuno. L'infanzia degli illegittimi ed egli esposti a Mantova dal Regno alla repubblica,* PresentARTsì, 2014.

fossero più avvezzi alla malattia mentale perché nati in condizioni di deprivazione familiare e figli di rapporti basati su comportamenti degenerati.

Nelle cartelle cliniche dei maggiori ospedali psichiatrici italiani, sono state ritrovate diverse annotazioni che descrivono alcune di queste situazioni disperate: l'origine di alcuni disturbi sarebbero, per i medici dell'epoca, da ricondursi proprio alla promiscuità. Alcuni bambini venivano identificati come "sconci" o "osceni" perché sessualmente consapevoli, essendo nati e cresciuti in famiglie numerose. Le cartelle cliniche di Villa Azzurra, ad esempio, descrivono la realtà parentale di questi fanciulli: padri etilisti, genitori analfabeti o separati quando non del tutto assenti. Il bambino "degenerato" portava con sé il marchio della "follia" dei suoi genitori o dei suoi ascendenti.

Il manicomio, quindi, diventava un enorme centro di raccolta di tutti quei minori che non avevano il sostegno della famiglia ma che dovevano comunque essere custoditi, spesso anche "corretti".

Una ricerca nell'archivio *Carte da legare* del MIBACT (Ministero dei Beni e delle Attività Culturali e del Turismo)[51] conferma l'idea che la miseria e la povertà fossero le principali cause d'internamento. Selezionando arbitrariamente il periodo che va dal 1900

---

51 L'archivio *Carte da legare* presente sul sito: <https://bit.ly/39NNUrV> (ultima consultazione: 22 luglio 2022 h. 10:00) raccoglie molte cartelle cliniche. È possibile accedervi registrandosi e motivando la propria richiesta per esigenze di studio. Si indicano qui i criteri di ricerca utilizzati: tutti gli archivi, periodo di riferimento dal 1900 al 1950, età del momento del ricovero minore di 15 anni, dati aggregati in base alla condizione economica. I dati, tuttavia non risultano completi (a causa di dati mancanti). La percentuale è verosimilmente più alta.

al 1950, su 1.037 bambini (per un totale di 2.238 ricoveri, perché i bambini venivano ricoverati più di una volta), il 72% è di estrazione sociale povera o misera. Le cartelle cliniche indicano inoltre che buona parte di questi bambini risultano orfani di madre o di padre o sono figli di genitori ignoti (modificando il criterio dei dati aggregati, infatti, è possibile selezionare lo stato parentale).

La malattia mentale era spesso causata dalle scarse condizioni igieniche o dalle carenze alimentari in cui versavano i bambini nella prima infanzia. Soprattutto nel corso dell'Ottocento e del Novecento molte malattie nascevano come disturbi fisici per poi degenerare in disturbi mentali: si pensi ad esempio alla pellagra, malattia carenziale che si diffuse tra le popolazioni rurali costrette ad alimentarsi di solo mais per via della miseria.

La pellagra, presente nelle campagne padane, destabilizzava il corpo (a causa dalla mancanza di vitamina D) e degenerava nella demenza. Con riferimento all'Ottocento si può quindi condividere l'idea di Fiorino (2002) secondo il quale: "Tutta l'esperienza storica dell'internamento manicomiale è stata dunque intrinsecamente legata alla diffusione di malattie endemiche ed epidemiche, che nei casi di colera, pellagra, malattie respiratorie, parassitosi intestinale, tifo e tubercolosi trovavano in corpi già indeboliti da una alimentazione limitata una maggiore probabilità di colpire".

Oltre alle condizioni igieniche e alimentari, il fenomeno dell'urbanizzazione e dell'emigrazione verso le città aveva creato uno squilibrio all'interno delle famiglie contadine creando i presupposti per un aumento degli internamenti già a partire dall'Ottocento. I contadini che si trasferivano dalle campagne nelle città, lontani dal proprio nucleo familiare, senza una fissa dimora, si trovarono in una condizione di maggiore marginalità e vulnerabilità. Dopo l'Unità d'Italia, venne avviato il lento processo della costruzione dell'identità nazionale: il manicomio assunse il ruolo di segregare ed emarginare persone scomode che avevano comportamenti bizzarri, antisociali spesso legati alla miseria e all'analfabetismo. Queste persone dovevano essere nascoste, la loro presenza, negata. Invisibili perché non incarnavano il modello di cittadini di una società borghese e liberale[52]. Ancora negli anni Settanta, molti allievi presenti nelle classi differenziali erano figli di immigrati, nati e cresciuti in un contesto sociale culturalmente svantaggiato: la scuola italiana, ancora autoritaria e rigida nella sua struttura, non riusciva ad accoglierli.

Con l'evolversi della riflessione sull'educazione come strumento di emancipazione, si inasprì il dibattito sulla natura classista delle stesse classi differenziali.

Nel frattempo si realizzarono le prime esperienze legate al Movimento di Cooperazione Educativa ma anche quelle, altrettanto importanti, che facevano capo alla Scuola di Barbiana di Don Milani. Attraverso la scuola e l'istruzione si voleva consentire ai più poveri ed emarginati di affrancarsi dallo sfruttamento e dalla povertà.

Un film degno di nota sul tema della marginalità sociale dei malati psichiatrici è senza dubbio *Matti da slegare*, un documentario realizzato

---

52 Sull'argomento: Greco O., I demoni del Mezzogiorno. Follia, pregiudizio e marginalità nel manicomio di Girifalco (1881-1921), Rubbettino, Soveria Mannelli, 2018.

in provincia di Parma negli anni Settanta, qualche anno prima dell'entrata in vigore della Legge Basaglia. Una delle storie più toccanti è quella di Marco: "Età reale anni sei, età mentale anni tre, quoziente intellettivo 0.55; il bambino quindi non può trarre alcun profitto dalla frequenza di una scuola normale, in considerazione anche della sua situazione familiare riteniamo che sia consigliabile un ricovero in Istituto per deboli mentali parzialmente recuperabili", dice qualcuno di lui. La madre racconta, commossa, davanti alla telecamera, la sua difficile storia di bambina costretta a vivere per strada facendo la prostituta; racconta del marito, delinquente e alcolista che tiene con sé la figlia facendole fare la stessa vita degradante. Il centro Montagnana, che si occupava di raccogliere i bambini usciti dagli istituti e inserirli poi nelle scuole o nel mondo del lavoro, si è preso cura di Marco: lo ha aiutato a superare le sue crisi depressive e gli ha insegnato a leggere e a scrivere permettendogli di trovare un lavoro come manovale.

## 3.2 Dalla Legge Giolitti alla chiusura dei manicomi

La prima legge italiana a regolare l'assetto dei manicomi fu la Legge 36/1904 (Legge Giolitti), intitolata "Legge sui manicomi e gli alienati", che recitava: "Debbono essere custodite e curate nei manicomi le persone affette per qualunque causa da alienazione mentale, quando siano pericolose a sé o agli altri e riescano di pubblico scandalo e non siano e non possano essere convenientemente custodite e curate fuorché nei manicomi"[53].

Questa legge sanciva il legame tra pericolosità sociale e malattia mentale ma non solo: il passaggio sul "pubblico scandalo" consentiva a chiunque di richiedere il ricovero coatto di un familiare per un comportamento considerato antisociale o libertino (molte donne vennero ricoverate per comportamenti ritenuti inaccettabili per la società del tempo).

La legge Giolitti aveva come unico scopo quello di "custodire" perché serviva a proteggere la società e non a prendersi cura dei soggetti fragili. Di fatto non veniva contemplato che un malato di mente non fosse identificato come pericoloso.

Come ebbero modo di scrivere Foucault (1972) e Goffman (1961) lo scopo dei manicomi non era quello di tutelare la salute

---

53  Legge n. 34 del 1904 in Gazzetta Ufficiale del Regno D'Italia del 22 febbraio 1904 <https://bit.ly/3LTctli> (ultima consultazione: 2 luglio 2022

mentale dei malati ma di tipo disciplinare; in particolare Goffman parlerà di "istituzioni totali"[54]:

> Un'istituzione totale può essere definita come il luogo di residenza e di lavoro di gruppi di persone che - tagliate fuori dalla società per un considerevole periodo di tempo - si trovano a dividere una situazione comune, trascorrendo parte della loro vita in un regime chiuso e formalmente amministrato (Goffman, 1961/2003, "Premessa dell'autore").

Non erano previsti limiti di età all'internamento e pertanto, fuori da ogni logica, tanti fanciulli anche molto piccoli (di quattro o cinque anni) furono rinchiusi in manicomio perché ritenuti *pericolosi per sé o per gli altri*. Nei manicomi i piccoli pazienti erano assistiti dalle infermiere le quali si prendevano cura di loro a un ritmo molto serrato: i bambini dovevano essere lavati e cambiati e spesso la biancheria non bastava. Elsa Ferri, infermiera per tre anni nel padiglione pediatrico VIII di Santa Maria della Pietà (quello che fu dei bambini "non educabili" a partire dal 1946), racconta come fosse faticoso lavorare in questo reparto. Spesso si rendeva necessario cucire le lenzuola al letto, per immobilizzare i piccoli e non farli cadere durante la notte (ma anche per

---

h. 10:00).

54 Franco Basaglia e Franca Ongaro tradussero Asylums di Goffman e la suggestione delle istituzioni totali è presente anche in "L'istituzione negata".

81

non disperdere i loro escrementi nella stanza); occorreva cambiarli continuamente, perché si sporcavano e l'odore dei loro escrementi a volte si sentiva per una settimana. I bambini diventavano i "figli dell'infermiera", anche se le operatrici cercavano con un atteggiamento cinico di evitare qualsiasi tipo di coinvolgimento emotivo (Sartori, 2014, p. 38).

Nonostante i racconti ci permettano di ricostruire parzialmente la vita manicomiale dei bambini, sembra che questi siano invisibili. Non vengono quasi mai menzionati nella burocrazia ufficiale e anche le fonti a oggi sono esigue (il riferimento è a due monografie pubblicate negli anni Settanta, *La fabbrica della follia* a cura dell'Associazione per la lotta contro le malattie mentali e *Bambini in manicomio* a cura di Psichiatria Democratica).

Fino agli anni Sessanta del Novecento non vi furono grandi cambiamenti nell'assetto dei contesti manicomiali (rispetto alla Legge del 1904), salvo per il fatto che alcuni dei bambini, considerati ineducabili nei secoli precedenti, furono ammessi nella scuola e questo permise di sottrarli agli istituti psichiatrici.

Vale la pena citare in questa sede il contributo di Adriano Milani Comparetti, medico della riabilitazione e fratello maggiore di Don Milani con il quale condivise lo slancio innovativo.

Comparetti, a fine anni Cinquanta, organizzò una scuola materna ed elementare all'interno di Villa Torrigiani di Firenze con l'intento di sviluppare la personalità dei bambini con disabilità lavorando sulla loro autonomia e autodeterminazione. Il bambino, con il suo potenziale e con le sue abilità residuali venne posto al centro di un progetto educativo "olistico".

L'obiettivo nei confronti del piccolo in situazione di handicap non è quello di "effettuare un 'trattamento', ma è soltanto quello della 'educazione' in senso ampio" (1960). Comparetti, con grande lungimiranza, comprese che la socializzazione permetteva a questi bambini di esprimere il proprio potenziale. I tempi, tuttavia, non erano ancora maturi per un cambio radicale di prospettiva e per tutti gli anni Sessanta prevalse il paradigma della separazione educativa (Caprino in Benedetti *at al.*, 2018, p. 30).

Solo negli anni successivi, in modo graduale, assistiamo a un aumento di attenzione da parte dell'opinione pubblica sul tema della presenza dei minori negli istituti psichiatrici; la fase di cambiamento iniziò con la diffusione di alcuni scandali che coinvolsero molti istituti in Italia e che portarono le famiglie a chiedere un'assistenza di qualità soprattutto nel reparto pediatrico.

Tra tutti si distinse l'attività di Marco Tommasini, particolarmente sensibile al problema dei minori istituzionalizzati.

Mario Tommasini, ex partigiano, operaio e comunista, dopo aver visitato l'ospedale di Colorno, iniziò una lunga lotta per dare dignità e diritti ai pazienti. Non solo. Permise alla gente comune di conoscere il manicomio da vicino tanto che nel 1968 alcuni studenti organizzarono un'occupazione al suo interno.

Fondamentale fu l'incontro di Mario Tommasini con Franco Basaglia, che chiamò a dirigere l'ospedale di Colorno prima del suo smantellamento. Con Basaglia condivideva l'idea di restituire ai malati una quotidianità "normale", fuori dagli istituti.

> Pensavo che gli istituti assistenziali fossero una necessità. Per i matti il manicomio, per i bambini abbandonati il brefotrofio, per gli anziani soli l'ospizio. Con Basaglia ho imparato tutto. Ho imparato a rifiutare queste soluzioni, cercarne altre. Ho capito il vero scopo di queste istituzioni: accantonare i problemi sociali più scottanti. L'assistenza era un alibi. E che assistenza, poi (Mario Tommasini)[55].

Dal 1970 agli internati dell'ospedale furono trovati una sistemazione e un lavoro.

Sempre in quegli anni Tommasini conobbe la realtà del brefotrofio di Parma, un istituto che accoglieva settanta bambini abbandonati sotto i tre anni, segregati come in manicomio.

Le tante analogie tra manicomi e brefotrofi portò Tommasini a decidere di occupare quell'istituto e ad aiutare i genitori di quei bambini a riprenderli con sé dando loro un supporto economico.

Con le contestazioni studentesche e operaie si fece strada una nuova consapevolezza: emerse la necessità di garantire il diritto

---

55 Mario Tommasini fu assessore alla Sanità nel 1965 e sostenitore in prima linea della lotta al manicomio, commissionò il documentario "Matti da slegare": <https://bit.ly/3RktAPI> (ultima consultazione: 11 luglio 2022 h. 10:00).

all'educazione a tutti e di accogliere i giovani con deficit anche negli ambienti di lavoro.

Un frammento significativo del documentario *Matti da slegare*, già precedentemente citato, racconta l'esperienza lavorativa in fabbrica di alcuni ragazzi "anormali" (ragazzi down e "disadattati"). Quello che viene chiamato un esperimento all'interno di una fabbrica è un grande esempio d'integrazione che precorre i tempi. Gli operai si affezionano a questi malati, che entrano a far parte della loro famiglia:

> Sono già tre anni che sono qui, ci hanno dato delle grandi soddisfazioni perché quando sono entrati c'erano perfino di quelli che non riuscivano neanche a stare vicino a un altro operaio, un altro lavoratore. Col tempo abbiamo visto che hanno familiarizzato, più che altro hanno trovato dei grandi amici così come noi li abbiamo trovati [... ]. Noi di questi problemi eravamo all'oscuro; d'altra parte non potevamo neanche sapere che loro erano confinati negli istituti o erano rinchiusi nelle case [...]. Due sono dei disadattati e uno mongoloide[56]. I due disadattati hanno fatto presto ad adattarsi, discorso diverso per il mongoloide. Ha trovato un po' più difficoltà perché aveva le sue abitudini, il suo modo di fare. Però anche il mongoloide ha un grande dato positivo che è quello del fatto che si affeziona parecchio

---

56  La denominazione "mongoloide" è in disuso da molti anni anche in campo scientifico. Oggi si utilizza down o affetto dalla sindrome di down.

alla gente che gli sta vicino [...] quando si parla di spostarli è la tragedia nella tragedia per loro, indubbiamente, ma anche a noi dispiace parecchio; ormai fanno parte di noi tant'è vero che anche ultimamente abbiamo dato a loro anche un cartellino per quando entrano. Per loro è un evento eccezionale, non si dimenticano mai. È un momento che li fa diventare uguali a noi. Noi abbiamo scoperto quel senso di umanità che prima forse avevamo un po' perso. Questi ragazzi che tra di loro sono amici si vogliono bene. A vedere loro a volersi così bene anche in noi questo sentimento è rispuntato di nuovo; quindi anche loro hanno insegnato qualcosa a noi[57].

È commovente che uno dei ragazzi down abbia cancellato i sabati e le domeniche dal calendario perché "il [suo] momento di vita era questo qui, i turni di lavoro, per lui; gli altri erano momenti persi, forse questo è alienante".

Il silenzio legislativo in materia manicomiale si rompe grazie alla Legge n. 431 del 1968 (Legge Mariotti), che aveva lo scopo di aumentare il valore terapeutico dei manicomi e di rendere la vita dei malati più dignitosa. Un aspetto interessante della legge fu quello di prevedere l'inserimento di figure professionali non mediche (psicologi,

---

57  Il frammento si trova al minutaggio: 01:19:35,650 del video: <https://bit.ly/3ReCDBy> (Ultima consultazione: 15 luglio 2022 h. 16:00). La trascrizione è la mia. Alcune frasi sono state rielaborate per renderle comprensibili.

assistenti sociali). Rispetto alla Legge n. 36 del 1904, innovativa fu senza dubbio la possibilità del ricovero volontario e la creazione di una rete assistenziale capillare sul territorio (centri di salute mentale, ospedali psichiatrici e servizi psichiatrici ospedalieri). Infine, fu finalmente abrogato l'art. 604 del Codice di Procedura Penale che stabiliva l'iscrizione al casellario giudiziario per i provvedimenti di ricovero.

Alla chiusura dei manicomi si giunse dopo circa un decennio di fermento culturale, di riflessioni sul ruolo dello psichiatra e della psichiatria, di sperimentazione sulla possibile integrazione dei "matti" nella società. Estensore della legge fu lo psichiatra Bruno Orsini ma prese il nome di Legge Basaglia[58].

Franco Basaglia (1924-1980), nacque a Venezia e si laureò in medicina nel 1949. Nel 1958 ottenne la libera docenza in psichiatria ma rinunciò alla carriera universitaria per dirigere l'Ospedale psichiatrico di Gorizia nel quale sperimentò il modello del "paziente volontario" utilizzato da Maxwell Jones in Inghilterra.

Nella sua esperienza a Gorizia, Basaglia mise al centro il paziente e non la sua malattia, organizzò riunioni con malati e personale sanitario per favorire la comunicazione interna, lavorò per ridare dignità ai ricoverati dei manicomi italiani.

Dopo questa esperienza Basaglia fu chiamato alla direzione dell'ospedale psichiatrico di Trieste. Uno degli scopi che si prefisse fu

---

58  Un confronto molto interessante tra Orsini e Basaglia, a un anno dalla legge 180: <https://bit.ly/3yW3R99> (ultima consultazione: 11 luglio 2022 h. 10:00).

quello di aprire il manicomio all'esterno, coinvolgendo la comunità; ma permise anche ai pazienti di partecipare alla vita sociale. In qualche modo prima di essere chiusi definitivamente, i manicomi furono "aperti" a tutti: familiarizzare con la diversità avrebbe forse allontanato la paura.

Basaglia aveva iniziato a progettare l'umanizzazione dell'ospedale psichiatrico ma questo percorso lo portò a ulteriori riflessioni: anche un contesto manicomiale più "umano" avrebbe creato distorsioni, perché il malato avrebbe provato sentimenti di riconoscenza creando con il medico un rapporto intimo. Prese quindi coscienza del fatto che l'istituzione dovesse essere annientata per fare in modo che il medico rinunciasse al proprio potere e controllo. Quella che viene chiamata "rivoluzione basagliana" ha quindi le sue radici nella negazione del ruolo dello psichiatra perché questi esercitava sempre un potere e un controllo sul paziente ma non aveva con lui un rapporto veramente terapeutico.

Il movimento orientato alla chiusura degli ospedali psichiatrici fu, pertanto, un movimento antipsichiatrico. Quando Basaglia passò dalla psichiatria accademica all'esperienza diretta nel manicomio di Gorizia (perché le sue idee erano distanti anni luce da quelle che facevano capo al pensiero dominante), rimase sconvolto. Si trattava di una *istituzione violenta* (come ebbe modo di dire in molti suoi interventi), in cui era evidente una doppia esclusione: quella del malato e quella del povero, dell'emarginato. Il manicomio era per Basaglia una *discarica sociale volta all'esclusione*[59].

Il processo di riforma che portò alla Legge n. 180 del 1978 fu lungo e non senza insidie. Di fatto la legge stabiliva il divieto di costruzione di nuovi ospedali psichiatrici e lo smantellamento di quelli esistenti; stabiliva inoltre che i malati di mente sarebbero stati assistiti attraverso i servizi decentrati e che il trattamento sarebbe stato volontario (salvo i casi estremi di TSO[60]). Si trattava di una legge concepita come transitoria da includere nella successiva Riforma Sanitaria, la quale avrebbe dovuto provvedere a organizzare i servizi necessari per non abbandonare le famiglie[61].

Il merito principale di questa legge fu però quello di legare l'assistenza psichiatrica al diritto alla salute, sancito costituzionalmente: veniva posto al centro il paziente e non più l'interesse pubblico, veniva abbattuto il muro della segregazione e dell'istituzionalizzazione della salute mentale. Come sostenne Orsini nel confronto con Basaglia: "Non si torna più indietro".

---

59  Molto eloquente la posizione di Basaglia in *Zavoli incontra Basaglia* (I giardini di Abele): <https://bit.ly/3aGAFK1> (ultima consultazione: 22 luglio 2022 h. 14:00).

60  Con il Trattamento sanitario obbligatorio (abbreviato TSO) il soggetto viene sottoposto a cure mediche contro la sua volontà (art. 33 legge 833 del 23 dicembre 1978). La questione del TSO fu oggetto di pesanti critiche da parte del partito radicale, che aveva sollevato la sua incostituzionalità.

61  Sul tema il già citato video: <https://bit.ly/3yW3R99> (ultima consultazione: 11 luglio 2022 h. 15:00).

### 3.3 "E noi dove andiamo?"[62]

> Dobbiamo allora chiederci: quando si chiude un ospedale
> psichiatrico cosa è che si apre? Perché mentre esiste una
> festa per la chiusura, e in festa si abbattono i muri, si tol-
> gono reti e cancelli, si spalancano porte e finestre, vi è si-
> lenzio su ciò che si apre? (Scotti e Brutti in Foot, 2014,
> "Nuovi manicomi?").

La chiusura dei manicomi avvenne non senza polemiche. Molti
furono i detrattori: dai parenti dei malati agli psichiatri, dai politici a
personaggi di cultura come Mario Tobino, che definì la legge troppo
libertaria perché "abbandona a se stessi i malati o, al meglio, li affida
alle famiglie, impreparate, incapaci di affrontare le imprevedibili mosse
di quella malattia" (Cfr. Pivetta, 2014).

Negli anni successivi Basaglia e altri furono spesso accusati di
aver "abbandonato i pazienti", scaricando sulle famiglie l'onere
dell'assistenza psichiatrica. Lo smantellamento richiese molto più
tempo del previsto ma nel frattempo i manicomi non potevano più
accettare nuovi pazienti. C'era bisogno di risorse per trovare alloggio e
impiego per migliaia di ex pazienti; ma c'erano anche migliaia e
migliaia di lavoratori (infermieri) che rischiavano il posto di lavoro e

---

62  Prendo a prestito da Nico Ivaldi (Manicomi Torinesi, dal '700 alla Legge
    Basaglia. p. 191), il titolo di questo paragrafo in quanto ben rappresenta il
    disorientamento generato dalla chiusura dei manicomi nelle famiglie e ne-
    gli stessi ospiti degli istituti psichiatrici.

dovevano essere ricollocati. Molti ricoverati furono alloggiati in comunità terapeutiche, residenze protette, case albergo o case famiglia. I più anziani furono sistemati in case di riposo. Nel corso degli anni Settanta un contributo considerevole fu dato dalle nuove cooperative di lavoro (sul modello della CLU – Cooperativa Lavoratori Uniti – fondata da Basaglia). Al loro interno i pazienti diventavano soci lavoratori (purtroppo senza diritti civili o retribuzione) se pur sotto la responsabilità di un infermiere caposquadra.

Molti malati avevano vissuto in manicomio gran parte della loro vita, dall'infanzia all'età adulta: soli e abbandonati dai familiari e dallo Stato, di loro si presero cura alcuni enti assistenziali. Di un certo numero di ricoverati purtroppo si persero le tracce (alcuni morirono investiti dalle macchine o schiacciati sotto i treni, altri furono arrestati per reati comuni). Le famiglie non si sentivano in grado di fornire la giusta assistenza ai propri cari; i malati esitavano a uscire di casa: rinchiusi per tanti anni tra le mura di un manicomio, non sapevano come fosse la vita fuori.

Sempre in *Matti da slegare* vi sono alcune testimonianze di quelle persone che hanno preferito rimanere dentro l'ospedale perché ciò che c'era fuori li spaventava.

"Non me la sento mica di andare fuori e affrontare la vita", dice una signora rivolgendosi ai registi e a Mario Tommasini; un signore confessa: "ho provato quattro o cinque volte poi sono sempre tornato indietro [...] ormai sono abituato, sono già undici anni che sono qua dentro, la vita fuori non me ne importa più un bel niente". Tommasini comprende questo atteggiamento perché il malato deve guarire anche da un'altra malattia, quella del manicomio: "Il manicomio ha prodotto la più grave malattia, quella della paura di ciò che c'è fuori; queste persone hanno paura a uscire, noi dobbiamo aiutarle a uscire fuori."

Nel 1980 venne chiuso anche l'Istituto Pendola di Siena (fondato nel 1828 da Tommaso Pendola per accogliere bambini sordi, figli di povera gente). I ragazzi sordi vennero inseriti nelle classi comuni, con insegnanti di sostegno che non di rado sapevano poco o nulla di pedagogia della sordità. Possiamo immaginare il disagio e il danno per questi ragazzi, figli di persone povere, colpiti proprio da quelle forze politiche che se ne dicevano sostenitrici, ma i cui rappresentanti erano in realtà guidati da rigidi schemi ideologici, che a tutti gli effetti li tenevano lontani dal popolo (Zappella, 2021, "I falsi illegittimi").

Le critiche alla Legge Basaglia partivano dal presupposto che questa legge prevedesse il ritorno dei malati in carico alle famiglie. Ma in realtà l'alternativa alla costrizione dei manicomi non doveva essere l'abbandono bensì la costruzione di una rete di servizi in grado di accompagnare il malato verso l'autonomia e la libertà. Tale compito sarebbe dovuto rientrare negli scopi della Riforma Sanitaria.

Nel corso degli anni le ASL hanno attivato progetti finalizzati a integrare in società gli ex-ricoverati. A Torino una delle prime cooperative ad accogliere i ricoverati di Villa Azzurra fu la Cooperativa In/Contro di Carmine Lanni (ormai fallita) che aveva scelto come sede gli spazi nel centro della città perché, come dice il suo fondatore in un'intervista, "una società non può costruire solo periferie; spinge sempre più all'esterno e più fuori le persone in difficoltà, gli anziani, i matti oppure gli stranieri"[63].

Da menzionare è anche il progetto IESA (inserimento eterofamiliare supportato di adulti)[64] che fa capo alla ASLTO4. Il progetto permette agli ex ricoverati (molti sono i piccoli pazienti di Villa Azzurra, ormai diventati adulti) di essere accolti all'interno delle famiglie.

---

63  Torino, il manicomio dei bambini: <https://bit.ly/3c7jjX2> (ultima consultazione: 11 luglio 2022 h. 12:00).
64  Progetto IESA: <https://bit.ly/3NWVm1M> (ultima consultazione: 11 luglio 2022 h. 17:00).

### 3.4 La scuola come banco di prova della pedagogia speciale

Ancor prima dello smantellamento degli istituti psichiatrici, questi iniziarono a svuotarsi dei piccoli ricoverati, grazie alla maturata consapevolezza che il manicomio non fosse il luogo più adatto per creature che, per quanto fragili, erano ancora in via di sviluppo. Una maggiore conoscenza delle disabilità, gli studi di psicologia sperimentale e quelli di neuropsichiatria infantile favorirono un ampio dibattito sulla necessità d'integrare i piccoli in contesti di "normalità".

L'istituzione delle scuole speciali e delle classi differenziali (che, anche se in regime di separazione, permisero ai bambini di studiare) insieme al riconoscimento del diritto all'istruzione hanno contribuito a favorire il passaggio verso l'integrazione prima, l'inclusione poi.

La scuola, come ambiente di educazione e istruzione, è un banco di prova privilegiato della pedagogia speciale, un luogo in cui sperimentare quotidianamente l'accoglimento di nuovi bisogni e nuove istanze.

Italo Fiorin divide il processo che porta all'inclusione dei bambini disabili nella scuola in più sotto-processi (Fiorin in Canevaro, 2007):

- **Esclusione:** dalle origini del sistema scolastico agli anni Cinquanta i bambini con disabilità sensoriali o deficit cognitivi sono stati totalmente esclusi dal sistema educativo;

- **Medicalizzazione:** a partire dagli anni Sessanta, lo Stato si occupa degli alunni disabili, da un punto di vista esclusivamente medico;

- **Inserimento:** a partire dagli anni Settanta, la scuola diventa di massa. Con la Legge n. 118/71 gli alunni disabili vengono inseriti nelle classi comuni, si riconosce il diritto degli allievi disabili ad avere un posto nella scuola ma senza prevedere interventi per favorire la loro partecipazione;

- **Integrazione:** la relazione Falcucci apre la strada alla Legge n. 517/77 e alla Legge n. 104/92, che rappresentano il passaggio verso l'integrazione;

- **Inclusione:** le azioni educative e didattiche sono orientate all'inclusione di tutti e a valorizzare le differenze.

In sintesi tutto l'Ottocento in Italia è caratterizzato da un lungo silenzio normativo e dalla totale assenza di un intervento statale in materia di educazione di bambini con deficit sensoriale o intellettivo. Assenza di intervento che implica di fatto l'esclusione di questi bambini dal contesto scuola.

Di seguito si intende accennare sinteticamente a tutti i passaggi normativi che dall'esclusione portano all'inclusione scolastica.

Nel periodo post-unitario la legge Casati del 1859 (che sancisce la gratuità, obbligatorietà e statualità dell'istruzione) non contempla l'educazione dei disabili che continuano a essere considerati ineducabili.

Progressivamente si passa dalla totale esclusione a un regime d'istruzione separata: la Riforma Gentile (1923) estende l'obbligo scolastico fino al quattordicesimo anno di età per tutti i bambini compresi i ciechi e i sordomuti purché "in assenza di altre patologie che ne impediscano l'ottemperanza". L'istruzione viene garantita all'interno di scuole speciali.

Nel 1948 la neonata Costituzione Italiana all'art. 38 sancisce il diritto degli inabili e dei minorati (senza distinzione) all'educazione e all'avviamento professionale; si fanno i primi tentativi di classi differenziali.

La Legge n. 1859/1962 sull'Istituzione e ordinamento della scuola media statale prevede che

> possono essere istituite classi differenziali per gli alunni disadattati scolastici" ed il DPR n. 1518/1967 precisa che "soggetti che presentano anomalie o anormalità somato-psichiche che non consentono la regolare frequenza nelle scuole comuni e che abbisognano di particolare trattamento e assistenza medico didattica sono indirizzati alle scuole speciali. I soggetti poco dotati intellettualmente non gravi, disadattati ambientali, o soggetti con anomalie del comportamento, per i quali possa prevedersi il reinserimento nella scuola comune sono indirizzati alle classi differenziali.

Come si evince dal testo della legge, i disabili sensoriali e intellettivi vengono ancora identificati con la loro "malattia" e con le difficoltà e non con il potenziale e con le abilità residuali, che è importante alimentare affinché possano sentirsi partecipi nella società.

Con la Legge n. 118/71 lo Stato inizia a farsi carico dei bisogni educativi dei bambini disabili e riconosce il loro diritto ad avere un posto nel sistema scolastico ma non agisce sulla didattica né sulla socializzazione. Questa legge prevede che l'istruzione dell'obbligo avvenga "nelle classi normali della scuola pubblica, salvi i casi in cui i soggetti siano affetti da gravi deficienze intellettive o da menomazioni fisiche di tale gravità da impedire o rendere molto difficoltoso l'apprendimento o l'inserimento nelle predette classi normali".

Negli anni successivi nasce un ampio dibattito tra coloro che sono a favore dell'integrazione dei bambini con disabilità all'interno della scuola e coloro che propongono l'integrazione solo dei *fanciulli meno gravi*. La frequenza nelle classi comuni è spesso complicata per questioni legate alla competenza degli insegnanti e dalla mancanza di esperienza: il sistema scolastico non è ancora preparato all'integrazione.

Nel 1975 viene istituita una commissione tecnica (presieduta da Franca Falcucci) che ha il compito di seguire gli sviluppi del processo d'integrazione nelle scuole italiane. Nel rapporto conclusivo emerge la necessità di intervenire su metodi, struttura e contenuti delle scuole e si evidenzia l'importanza di garantire assistenza e spazi adeguati. Le classi che integrano disabili non possono avere un numero di allievi superiore a venti.

La successiva Legge n. 517 del 1977 segna di fatto il passaggio verso l'integrazione vera e propria che garantisce il rispetto dei bisogni educativi di tutti attraverso interventi flessibili. In particolare questa legge istituisce la figura degli insegnanti di sostegno, prevede una programmazione individualizzata e la riduzione del numero di allievi per classi in presenza di compagno disabile.

Segue la Legge Quadro n. 104/1992 che affronta il problema dell'*handicap* con un approccio sistemico fondato sul coinvolgimento di famiglia, scuola, unità sanitarie locali, enti locali, centri riabilitativi, associazioni di volontariato che concorrono a migliorare la qualità della vita delle persone disabili. Agli allievi con una minorazione (fisica, psichica, sensoriale) viene garantito supporto nello sviluppo delle proprie potenzialità nell'apprendimento, nella comunicazione, nelle relazioni e nella socializzazione.

Infine, la Legge n. 17/1999 prevede a favore degli studenti universitari disabili sussidi tecnici e didattici specifici e il supporto di appositi servizi di tutorato specializzati, istituiti dalle Università.

## 3.5 L'inclusione oggi

La Legge n. 517/77 viene considerata tra le azioni legislative più significative a favore dell'infanzia disabile perché cerca di rendere la scuola un luogo più accogliente per tutti gli studenti in difficoltà, riqualificando poi l'assetto complessivo per tutti. Per questa ragione possiamo ritenere che la legge n. 517 anticipi il modello dell'inclusione, rafforzato successivamente dalla Legge 104/92, punto di riferimento per l'inclusione del disabile in differenti contesti, non solo quello scolastico. I disabili non sono più "il problema" ma vengono inseriti in un processo trasformativo del sistema.

> Se un bambino viene ammesso in una scuola che non procede a nessun cambiamento egli viene "assimilato". Se invece l'accoglimento di un bambino in una scuola comporta piccoli adattamenti, tanto da parte del bambino che da parte della scuola, allora si può parlare di "integrazione". A maggior ragione, la differenza risulta fondamentale per le scelte educative vissute dai bambini handicappati. L'integrazione è dunque un cambiamento e un adattamento reciproco, un processo aperto e correlato con il riconoscimento e l'assunzione delle identità e delle conoscenze "incorporate" (Canevaro, 1985, p. 16)[65].

---

65  Edscuola.it,  *Le radici dell'integrazione scolastica:* <https://bit.ly/3RPSruU> (ultima consultazione: 22 luglio 2022 h. 10:00).

Emerge la consapevolezza che l'apprendimento debba avvenire in un contesto arricchito in cui il disabile sia identificato non nelle sue mancanze ma nelle abilità che può sviluppare.

Questa esperienza deve avvenire prevedendo misure atte alla realizzazione concreta dell'integrazione e non può ridursi ai formalismi degli adempimenti burocratici.

I momenti concreti in cui si esercita il diritto all'istruzione e all'educazione dell'alunno disabile sono il P.D.F (profilo dinamico funzionale) e il P.E.I (piano educativo individualizzato), che devono essere sempre verificati in itinere per fare in modo che non risultino obsoleti e che siano sempre adeguati ai bisogni degli studenti con disabilità.

Il ruolo del P.E.I riguarda tutte le dimensioni relazionali scolastiche ed extrascolastiche che ruotano intorno al disabile. Vengono delineati gli interventi terapeutici e riabilitativi, i sussidi compensativi o le strategie dispensative. È quindi un progetto di intervento globale, un documento collettivo, il cui fine è quello di trovare un equilibrio armonioso tra le diverse attività che fanno capo al soggetto, dal punto di vista educativo, riabilitativo, sociale.

Che differenze ci sono tra integrazione e inclusione? In realtà sono concetti strettamente legati tra loro: l'integrazione implica che sia il disabile a doversi adattare a un contesto basato su uno standard, sulla norma; per questo adeguamento vengono utilizzate alcune strategie per consentire la sua partecipazione alle attività sociali; l'inclusione prevede che sia il contesto ad adeguarsi, non soltanto alle persone con disabilità, ma a tutti gli studenti affinché ognuno possa sviluppare le proprie potenzialità di apprendimento. La diversità viene vista come risorsa nel gruppo classe al quale ogni alunno partecipa attivamente e collabora affinché l'inclusione sia possibile ogni giorno.

Nella pratica quotidiana, un'insegnante comprende che il contesto classe è molto eterogeneo e che è caratterizzato da bambini o ragazzi "diversi" per vari motivi che non sono necessariamente legati alle disabilità. Vi sono allievi con difficoltà di apprendimento, di attenzione, di linguaggio, di coordinazione motoria o spazio/temporale, con problemi emozionali o di comportamento o in condizioni di disagio socioeconomico e/o ambientale. Si tratta di bambini che sono tutti a rischio di insuccesso formativo.

Nel modello dell'integrazione l'allievo "speciale" va sostenuto con interventi tecnici; nel modello inclusivo l'allievo si sente completamente accolto e parte della comunità al quale contribuisce pienamente.

Il *National Center on Educational Restructuring and Inclusion* (NCERI) descrive la scuola inclusiva come:

> [...] una diversa organizzazione nel risolvere i problemi, con una comune missione che enfatizza l'apprendimento per tutti gli studenti. Essa impegna e sostiene gli insegnanti e lo staff [...] per creare e mantenere un clima favorevole all'apprendimento. La responsabilità nei con-

fronti di tutti gli studenti è condivisa. Una scuola inclusiva efficace riconosce di aver bisogno di una leadership
amministrativa impegnata, di un'assistenza continua per
gli insegnanti e di uno sviluppo professionale a lungo termine (Lipsky & Gartner in Pavone 2014, Par. 9.1).

Giuliano Franceschini suggerisce che l'inclusione sia "un
processo di ricerca finalizzato a realizzare l'eguaglianza formale e
sostanziale nei processi formativi, attraverso la condivisione/diffusione
di valori e principi di fondo, la riorganizzazione dei contesti scolastici,
l'utilizzo di metodologie e strumenti didattici rivelatisi efficaci."
(Capperucci & Franceschini, 2020, p. 26).

Come chiarisce l'autore l'inclusione è quindi un *processo di
ricerca*, che implica l'uso di un "approccio scientifico", un metodo
basato su tentativi ed errori quindi sull'esperienza[66]; ha l'obiettivo di
realizzare l'eguaglianza nei processi formativi (all'approccio scientifico
va integrato un approccio pedagogico e filosofico per mantenere una
certa flessibilità e accogliere nuove istanze); si realizza attraverso la
condivisione di valori (che non possono essere imposti) e
l'organizzazione di contesti con l'uso di strumenti specifici. Il P.E.I
viene quindi equiparato dall'autore a un vero e proprio progetto di
ricerca.

---

66  Si parla solitamente di Evidence Based Education (EBE) ossia pratiche
basate su evidenze.

Nei *Disability Studies for Education* (un sistema di ricerca nato alla fine degli anni Settanta negli Stati Uniti connotato da un forte impegno verso l'emancipazione e l'autodeterminazione delle persone disabili nel contesto scolastico) si richiede uno sforzo anche verso un linguaggio inclusivo. Non si parla più di disabile e disabilità ma di *disabilitato* e *disabilitazione*.

Franceschini spiega come l'attenzione debba essere spostata sul contesto ed evitare un linguaggio etichettante:

> Tale scelta linguistica deriva dalla volontà di spostare l'attenzione dei parlanti dal soggetto disabile al contesto che lo disabilita. Per lo stesso motivo, l'insegnante di sostegno per gli alunni disabili tende a essere denominato, nell'ottica dei DS, insegnante specializzato di sostegno alla classe, l'aula per gli handicappati diventa l'aula per la didattica individualizzata utilizzabile da tutti gli alunni, e così via. Non si tratta di adottare un galateo linguistico moraleggiante ma di adottare una prospettiva linguistica autenticamente inclusiva. (Capperucci & Franceschini, 2020, p. 59).

Nella premessa delle *Linee guida per l'integrazione scolastica degli alunni con disabilità* (MIUR, 2009)[67] si dà valore all'educazione e all'istruzione come "momento prioritario del proprio sviluppo della propria maturazione", momento che deve inevitabilmente essere condiviso con gli altri, attraverso relazioni interpersonali che la scuola promuove. La crescita, anche dei più fragili, non può avvenire nell'isolamento.

> L'integrazione scolastica degli alunni con disabilità è un processo irreversibile, e proprio per questo non può adagiarsi su pratiche disimpegnate che svuotano il senso pedagogico, culturale e sociale dell'integrazione trasformandola da un processo di crescita per gli alunni con disabilità e per i loro compagni a una procedura solamente attenta alla correttezza formale degli adempimenti burocratici. Dietro alla 'coraggiosa' scelta della scuola italiana di aprire le classi normali affinché diventassero effettivamente e per tutti 'comuni', c'è una concezione alta tanto dell'istruzione quanto della persona umana, che trova nell'educazione il momento prioritario del proprio sviluppo e della propria maturazione (MIUR, p. 3).

---

67  *Linee guida per l'integrazione scolastica degli alunni con disabilità*: <https://bit.ly/3cohe96> (ultima consultazione: 22 luglio 2022 h. 19:00).

Sempre in base alle *Linee guida* (MIUR, pp. 17-18) è necessario che i docenti si impegnino a favorire il buon clima della classe: accettando la diversità degli studenti disabili e trasformandola in arricchimento per tutti, promuovendo il senso di appartenenza e le relazioni positive, utilizzando strategie didattiche di tipo collaborativo (tutoring, apprendimento cooperativo) e usando strumenti informatici. È rilevante, ai fini dell'inclusione, che si metta sempre al centro lo studente facendolo diventare protagonista attivo del suo apprendimento.

Le nuove tecnologie (LIM, podcast, tablet) sono senza dubbio un valido supporto all'inclusione ma solo se utilizzate in un'ottica didattica differente rispetto alle metodologie tradizionali.

Non è infatti sufficiente inserire gli strumenti digitali all'interno della classe ma deve cambiare l'approccio del docente, che deve fare da facilitatore permettendo la partecipazione di tutti gli allievi. Se un dispositivo permette il superamento o la compensazione di un limite, determina nell'allievo il benessere emotivo, benessere che lo motiva ad apprendere e gli consente una esperienza educativa positiva[68]. Ma sempre nell'ottica della condivisione dei suoi obiettivi all'interno della classe. Il rischio è che insegnanti o educatori deleghino allo strumento digitale l'apprendimento e che il dispositivo sia limitato all'uso individuale (non favorendo l'interazione).

Il modello inclusivo accolto dall'Italia si discosta da quello di altri paesi e nasce a seguito di un lungo e lento processo evolutivo che

---

68 Carruba, M.C. *Tecnologie per l'inclusione e la promozione del benessere a scuola.* TD Tecnologie Didattiche, 2015: <https://bit.ly/3arlpk7> (ultima consultazione: 11 luglio 2022 h. 10:00).

ha portato il nostro paese a essere il primo ad aprire le classi "normali" ai disabili.

In Europa sono presenti tre modelli di scolarizzazione degli studenti con Bisogni Educativi Speciali (si veda la tabella 3.5.1).

**TABELLA. 3.5.1** *Livelli del sistema inclusivo in Europa (Carriòn Martinez, 2001)*[69]

| Sistema duale dissociato (Belgio, Paesi Bassi) | Sistema duale unificato (Francia, Regno Unito, Spagna, Germania, Finlandia) | Sistema unico (Svezia, Italia) |
|---|---|---|
| Separazione | Integrazione | Inclusione |
| Disabilità/disturbo | Bisogni Educativi Speciali | Diversità |
| Educazione speciale | Educazione speciale integrata | Educazione di qualità per tutti |

*Fonte: Pavone M., L'inclusione educativa: indicazioni pedagogiche per la disabilità (Par. 9.4)*

Un testo di una certa rilevanza, pubblicato nel Duemila, è *Index for Inclusion* di Tony Booth e Mel Ainscow che rappresenta un vero e proprio strumento operativo per l'autovalutazione dell'inclusione a scuola.

---

69  Nell'intestazione della tabella sono stati aggiunti gli Stati che fanno uso dei diversi sistemi.

L'inclusione è un'impresa collettiva e condivisa; la promozione dell'apprendimento e della partecipazione così come la lotta alla discriminazione sono un compito quotidiano in quanto "coinvolge tutti in funzione della riflessione e della riduzione degli ostacoli che noi ed altri abbiamo creato e continuiamo a creare" (Booth & Ainscow, 2014).

Di Bisogni Educativi Speciali si parlò per la prima volta nel Rapporto Warnock[70] preparato nel 1978 dalla *British Commission of Education* per superare l'idea di "handicap". La proposta dell'*Index* è che occorra superare anche il riferimento ai Bisogni Educativi Speciali sostituendolo con quello di "ostacoli all'apprendimento e alla partecipazione".

Numerosi contributi in questa direzione si rilevano nei *Disability Studies* e nelle teorizzazioni internazionali sull'idea di inclusione.

Nella tabella 3.5.1 si nota come nel sistema unico non si parli più di Bisogni Educativi Speciali, proprio in virtù del fatto che la necessità educativa "speciale" diventa una realtà ordinaria. Si parte dal presupposto che l'apprendimento di tutti (in quanto "diversi") possa essere facilitato in un ambiente che lo consenta e in una organizzazione in linea con i nuovi bisogni.

---

70 Helen Mary Wanock fu presidente della commissione di ricerca e filosofa dell'educazione.

# Conclusioni

Ho scritto questo libro per indagare nella storia, alla ricerca della "voce dei bambini". Mentre consultavo le fonti – turbata, irrequieta e arrabbiata – mi sono resa conto che buona parte della storia dell'*infanzia negata nei contesti manicomiali* è stata scritta dagli adulti, a partire dalla distinzione tra normalità e anormalità che per molto tempo si è legata ai concetti di "pericolosità sociale", onore, reputazione.

Gli adulti – da quelli immediatamente più prossimi ai rappresentanti delle istituzioni – hanno esercitato sui bambini un potere che ha condizionato la loro intera vita: i piccoli, internati in quelle che Goffman definiva *istituzioni totali,* sono stati privati della propria dignità, della possibilità di crescere, di apprendere. Del futuro.

Gli adulti hanno deciso *prima* di segregare, *poi* di rivalutare le esperienze e i comportamenti, indagando nella natura del disagio dei bambini.

Alcuni di questi non avevano disturbi psichiatrici: erano semplicemente soli o abbandonati all'incuria di famiglie misere.

Con la nascita della psichiatria come branca della medicina è stato attribuito allo psichiatra un enorme potere, quello di definire cosa sia la normalità e di controllare gli impulsi dei malati, il più delle volte sedandoli e segregandoli. Questo potere è stato ridimensionato anche grazie al contributo di Franco Basaglia, che pur "essendo del mestiere", ha alimentato un movimento antipsichiatrico.

La storia di Angela C. mi ha colpita profondamente. Nata e cresciuta in manicomio, non aveva nessuno che potesse prendersi cura di lei se pur fosse "sana". Era "dietro le sbarre": sembrava una di quelle scimmiette degli esperimenti di Harlow, creature cresciute in gabbia e, se pur alimentate, incapaci di comunicare perché prive di quel rapporto materno che permette a ogni bambino di sviluppare la capacità di relazionarsi con il mondo esterno.

Così Angela, per tanto tempo. Fino a quando il tempo non è passato, i manicomi sono stati smantellati e nuovi istituti e comunità hanno preso il loro posto con una maggiore consapevolezza sulla necessità di garantire ai "matti" una vita dignitosa, ricca di attività e socializzazione.

Ho dovuto selezionare le storie dei bambini. Per un approfondimento segnalo volentieri il libro di Alberto Gaino, *Il manicomio dei bambini* (in particolare nel capitolo "Storie di bambini in manicomio") che ne raccoglie molte, almeno con riferimento a Villa Azzurra.

Entrare nella loro vita, da osservatore immaginario è emotivamente toccante: verrebbe voglia di viaggiare nel tempo e sottrarre quei bambini alla miseria e al loro destino.

Salvarli tutti.

# Bibliografia

Basaglia F. (a cura di), *L'istituzione negata,* (4 ed.) Milano, Baldini&Castoldi Plus, 2014.

– *Conferenze brasiliane*, Milano, Cortina Raffaello, 2000.

Basaglia A., *Le nuvole di Picasso*, Milano, Feltrinelli, 2016. Ebook.

Benedetti F., Caprino F., Giorgi P., Infante P. (a cura di), *Nessuno escluso: il lungo viaggio dell'inclusione nella scuola italiana*, Firenze, Apice Libri, 2018.

Bonvicini A. (A cura di Mirko Capozzoli), *Fate la storia senza di me*, Torino, Add Editore, 2011.

Bowlby J., *Attaccamento e perdita, 1. L'attaccamento alla madre* (1969), (2 ed.), Torino, Bollati Boringhieri, 1999.

– *Attaccamento e perdita, 2. La separazione dalla madre: angoscia e rabbia* (1973), (2 ed.), Torino, Bollati Boringhieri, 2000.

– *Attaccamento e perdita, 3. La perdita della madre: tristezza e depressione* (1980), (1 ed.), Torino, Bollati Boringhieri, 2000.

Cambi F., *Storia della pedagogia*, Bari, Laterza, 2011.

Capperucci D., Franceschini G. (a cura di), *Introduzione alla pedagogia e alla didattica dell'inclusione scolastica. Riferimenti culturali, normativi, metodologici*, Milano, Guerini Scientifica, 2020.

*Canevaro A. (a cura di), Handicap e scuola/Manuale per l'integrazione scolastica, Roma, La Nuova Italia Scientifica, 1985.*

Canevaro A. (a cura di), *L'integrazione scolastica degli alunni con disabilità*, Trento, Erickson, 2007.

Chiosso G., *Novecento pedagogico*, Brescia, Editrice La scuola, 1997.

De Salvia D., Crepet P. (a cura di), *Psichiatria senza manicomio*, Milano, Feltrinelli, 1982.

De Sanctis S., *Educazione dei deficienti,* Biblioteca enciclopedica Vallardi, 1915. Disponibile in digitale: <https://bit.ly/3gzkKNk> (ultima consultazione: 2 luglio 2022 h. 17:00).

Fiorino V., *Matti, indemoniate e vagabondi*, Venezia, Saggi Marsilio, 2002.

Foot J., *La "Repubblica dei matti". Franco Basaglia e la psichiatria radicale in Italia*, 1961-1978 (trad. Enrico Basaglia), Milano, Feltrinelli, 2014. Ebook.

Foucault M., Galzigna M. (a cura di), *Storia della follia dell'età classica* (1972) (trad. Ferrucci F., Renzi E., Vezzoli V.), Milano, Rizzoli, 2011. Ebook.

Gaino A., *Il manicomio dei bambini: storie di istituzionalizzazione*. Torino, Edizioni Gruppo Abele, 2017.

Goffman E., *ASYLUMS. Le istituzioni totali: i meccanismi dell'esclusione e della violenza* (1961). Einaudi, Torino, 2003.

Itard J. M., *Il fanciullo selvaggio dell'Aveyron... cresciuto nei boschi come un animale selvatico* (1806), Roma, Armando Editore, 2019. Ebook.

Ivaldi N., *Manicomi torinesi: dal '700 alla legge Basaglia*. Editrice il Punto, 2018.

Miller A., *La rivolta del corso: i danni di un'educazione violenta,* Milano, Raffaello Cortina Editore, 2004.

Montessori M., *La scoperta del bambino* (1948), Milano, Garzanti, 2013. Ebook.

Paolini A., *Avevo solo le mie tasche: manoscritti dal manicomio*. Roma, Sensibili alle foglie, 2016.

Papuzzi A., Stajano C. (a cura di), *Portami su quello che canta*, Torino, Einaudi, 1976.

Pavone M., *L'inclusione educativa. L' inclusione educativa. Indicazioni pedagogiche per la disabilità*. Milano, Mondadori Università, 2014. Ebook.

Pivetta O., *Franco Basaglia Il dottore dei matti. La biografia*. Dalai, Milano, 2014. Ebook.

Robertson J., *Bambini in ospedale* (trad. Leo Nahon). Milano, Feltrinelli, 1973. Ebook.

Romagnoli A., *Ragazzi Ciechi* (1973), Roma, Armando Editore, 2002.

Sagramola O., *L'inserimento scolastico degli handicappati. Principi e norme*. Brescia, La Scuola, 1989.

Sartori E., *Bambini Dentro: I minori in ospedale psichiatrico nel XX secolo: il caso del S. Maria della Pietà di Roma*, (2 ed.) Edizioni Il Faro, 2014.

Stiker H., *A history of a disability* (1982), The University of Michigan, 1999 (trad. W. Sayer). Disponibile in digitale: <https://bit.ly/3QUpQnL> (ultima consultazione: 2 luglio 2022 h. 18:00).

Tortorella P., *I ragazzi di Villa Giardini* (2018), Reggio Emilia, Aliberti, 2021.

Waldschmidt I., *Maria Montessori*, Milano, Editore Ulrico Hoepli, 2010. Ebook.

Zappella M., *Bambini con l'etichetta. Dislessici, autistici e iperattivi: cattive diagnosi ed esclusione*, 2021, Feltrinelli. Ebook.

# Sitografia

Alushaj A., Capra P., Di Pilato M., Tamburlini G., *Promuovere lo sviluppo del bambino, prevenire le disuguaglianze Interventi efficaci e raccomandazioni, DoRS, Centro per la Salute del Bambino, 2021:* <https://bit.ly/3caWX73> (ultima consultazione: 12 luglio 2022 h. 15:00).

Benetti E., B*ambini "anormali" e psichiatria in Italia tra le due guerre mondiali* in Research Padua Archive: <https://bit.ly/3sIbETK> (ultima consultazione: 2 luglio 2022 h. 19:00).

Benevelli L., *Bambini illegittimi come selvaggi (e selvaggi come bambini illegittimi)* in Psychiatryonline.it: <https://bit.ly/3R1IEBH> (ultima consultazione: 2 luglio 2022 h. 19:00).

Besio S., *Dall'esclusione all'inclusione: l'evoluzione del quadro nel contesto italiano:* <https://bit.ly/3vbDlpQ> (ultima consultazione: 2 luglio 2022 h. 19:00).

Bowlby J., Robertson J., *A Two-Year-Old Goes to Hospital, Proceeding of the Royal Society of Medicine,* Vol. 46, Sectional page 11, 20/11/1952: <https://bit.ly/3zu9b3P> (ultima consultazione: 2 luglio 2022 h. 19:00).

Centro Studi Pedagogia della mediazione, *ICF - classificazione internazionale del funzionamento della disabilità e della salute*: <https://bit.ly/3cBL2zB> (ultima consultazione: 31 agosto 2022 h. 15:00).

Calamoneri F., *Storia della neuropsichiatria infantile in Italia e nel mondo* in Persico A. (a cura di), *Manuale di Neuropsichiatria Infantile e dell'Adolescenza,* Società editrice universo, 2017: <https://bit.ly/36pL36a> (ultima consultazione: 2 luglio 2022 h. 19:00).

Carraro S., *«Da qualche giorno bisbetico». L'infanzia nel manicomio veronese di San Giacomo di Tomba*: <https://bit.ly/3JGIyuG> (ultima consultazione: 2 luglio 2022 h. 19:00).

Casa culturale di San Miniato Basso, *Maria Montessori,* 2013: <https://bit.ly/3nxmlGm> (ultima consultazione: 2 luglio 2022 h. 19:00).

Ciardo C., *Vagabondi e bambini nel manicomio di Arezzo: casi di marginalità sociale nel primo Novecento*: <https://bit.ly/3gSs328> (ultima consultazione: 2 luglio 2022 h. 19:00).

Crosetti M., Custodero A., *Nata in manicomio, non l'ha mai lasciato. La figlia del manicomio* in La Repubblica, 24 dicembre 1998 <https://bit.ly/3NgcTBK> (ultima consultazione: 2 luglio 2022 h. 19:00).

De Fiore R., *Diritti a 180. Quarant'anni dalla legge Basaglia*: <https://bit.ly/3BsfXpS> (ultima consultazione: 2 luglio 2022 h. 19:00).

Di Blasio P., Ugazio V., *Famiglia, classe sociale e ospedalizzazione infantile: uno studio pilota* in Studi di Sociologia, Anno 17, Fasc. 1 (gennaio/marzo 1979) pp. 59-80. Pubblicato da: Vita e Pensiero – Pubblicazioni dell'Università Cattolica del Sacro Cuore.

Edscuola.it, *Le radici dell'integrazione scolastica:*
<https://bit.ly/3RPSruU> (ultima consultazione: 22 luglio 2022 h.
10:00).

Galliani B., *I bambini negli ospedali psichiatrici di Torino* (tesi di
laurea), 2002 <https://bit.ly/3OglxR4> (ultima consultazione: 22 luglio
2022 h. 16:00).

Gentili C., Raimondo R., *Bambini e ragazzi negli ospedali psichiatrici
tra Otto e Novecento: un'indagine tra le carte dell'Istituzione Gian
Franco Minguzzi di Bologna,* 25/01/2021 in "Rivista di storia
dell'educazione": <https://bit.ly/3snJCwn> (ultima consultazione: 2
luglio 2022 h. 19:00).

Istituzione Gian Franco Minguzzi, *Bambini in manicomio: i materiali
del webinar*: <https://bit.ly/3Le1Mtn> (ultima consultazione: 2 luglio
2022 h. 19:00).

Metodo Montessori, *La lezione in tre tempi: insegnare al bambino la
nomenclatura degli oggetti,* in Metodomontessori.it, 29/12/2017:
<https://bit.ly/3OQPMyK> (ultima consultazione: 2 luglio 2022 h.
19:00).

Metodo Montessori, *L'approccio montessoriano nasce dall'immagine
che il bambino svela di sé* in Metodomontessori.it, 30/07/2018
<https://bit.ly/3COcLYm> (ultima consultazione: 29 agosto 2022 h.
21).

Milazzo F., *Scrivere la follia. La storiografia italiana tra le mura del manicomio*: <https://bit.ly/3QRCfIW> (ultima consultazione: 2 luglio 2022 h. 19:00).

MIUR, *Linee guida per l'integrazione scolastica degli alunni con disabilità* (4 agosto 2009): <https://bit.ly/3cohe96> (ultima consultazione: 22 luglio 2022 h. 19:00).

Montessori M., *I bambini di Maria Montessori*, Selezione dal Reader's Digest S.p.A., Agosto 1965 <https://bit.ly/3RDUxgH> (ultima consultazione: 2 settembre 2022 h. 19:00).

Moravia S., *Il recupero del "diverso". Psichiatria e psicopedagogia nel caso del ragazzo selvaggio dell'Aveyron in Filosofia e scienze umane nell'età dei lumi*, Firenze, Sansoni, 1982, pp. 271-303: <https://bit.ly/3OUlifh> (ultima consultazione: 2 luglio 2022 h. 19:00).

Mura A., Zurru A. L, *Integralità della persona e cura educativa nell'opera di Édouard Séguin,* Vol. 14, n. 2, maggio 2015 (pp. 170-182): <https://bit.ly/3e9rCCL> (ultima consultazione: 31 agosto 2022 h. 11:00).

RISME, *La scienza dell'infanzia a Bologna*: <https://bit.ly/3rPvHQJ> (ultima consultazione: 2 luglio 2022 h. 19:00).

Saccuti E., *Maria Montessori e il suo metodo*, Bollettino Itals. Anno 13, numero 57, Febbraio 2015 <https://bit.ly/3AoLWsV> (ultima consultazione: 2 luglio 2022 h. 19:00).

Sandri P., *L'educazione degli "ineducabili": i contributi di Jean Itard, Édouard Séguin e Maria Montessori* in Metis, Anno IV, n. 2 - 12/2014:

<https://bit.ly/34YPVi0>
(ultima consultazione: 2 luglio 2022 h. 19:00).

Sani R., *Storia dell'educazione speciale*, Slide n. 51, Università degli Studi di Macerata: <https://bit.ly/3AXINA6> (ultima consultazione: 31 agosto 2022 h. 10.00).

Sienanews.it, *Idioti e imbecilli. Bambini in manicomio a Siena… a partire dal 1880": il ritratto delicato dello psichiatra Vasconetto*: <https://bit.ly/3uwqzmr>
(ultima consultazione: 2 luglio 2022 h. 19:00).

Simus Magazine, *Infanzia reclusa. I bambini del manicomio San Niccolò di Siena*: <https://bit.ly/3gyfbOy>(ultima consultazione: 2 luglio 2022 h. 19:00).

Sulpizio A. F., *Sauvagerie e malattia mentale da Pinel a Truffaut:* <https://bit.ly/3s5YAIF> (ultima consultazione: 2 luglio 2022 h. 16:00).

Valeriano A., *Leggi fasciste e bambini frenastenici: Le minori recluse nel Sant'Antonio Abate di Teramo tra anni '30 e '40*: <https://bit.ly/3oxUHdg>
(ultima consultazione: 2 luglio 2022 h. 19:00).

Veltroni W., *Alberto Paolini: "I miei 42 anni in un manicomio perché ero un bimbo silenzioso"*: <https://bit.ly/3B7rICp> (ultima consultazione: 10 settembre 2022 h. 14:00)

*Archivi*

Aspi – *Archivio storico della psicologia italiana*:
<https://bit.ly/3a06xb*X*>
(ultima consultazione: 2 luglio 2022 h. 12:00).

*Carte da legare. Archivi della psichiatria in Italia*:
<https://bit.ly/39NNUrV>
(ultima consultazione: 2 luglio 2022 h. 16:00).

*Riferimenti normativi*

Legge 14 febbraio 1904, n. 36 *"Disposizioni sui manicomi e sugli alienati. Custodia e cura degli alienati" in Gazzetta Ufficiale del Regno D'Italia del 22 febbraio 1904:* <https://bit.ly/3LTctl*i*> (ultima consultazione: 2 luglio 2022 h. 14:00).

Legge 31 dicembre 1962, n. 1859 *"Istituzione e ordinamento della scuola media statale"* in Gazzetta Ufficiale della Repubblica italiana: <https://bit.ly/3PpyUzz> (ultima consultazione: 12 luglio 2022 h. 14:00).

Legge 30 marzo 1971, n. 118 *"Conversione in legge del decreto-legge 30 gennaio 1971, n. 5, e nuove norme in favore dei mutilati ed invalidi civili"* in Gazzetta Ufficiale della Repubblica italiana: <https://bit.ly/3nLUXEF> (ultima consultazione: 2 luglio 2022 h. 14:00).

Legge 4 agosto 1977, n. 517 *Norme sulla valutazione degli alunni e sull'abolizione degli esami di riparazione nonché altre norme di modifica dell'ordinamento scolastico* in Gazzetta Ufficiale della Repubblica italiana: <https://bit.ly/3Izq1Bm> (ultima consultazione: 12 luglio 2022 h. 14:00).

Legge 13 maggio 1978, n. 180 *"Accertamenti e trattamenti sanitari volontari e obbligatori."* in Gazzetta Ufficiale della Repubblica italiana: <https://bit.ly/3IbyYzF> (ultima consultazione: 2 luglio 2022 h. 17:00)

Legge 5 febbraio 1992, n. 104 *"Legge-quadro per l'assistenza, l'integrazione sociale e i diritti delle persone handicappate"* in Gazzetta Ufficiale della Repubblica italiana: <https://bit.ly/3I8QUMd> (ultima consultazione: 2 luglio 2022 h. 16:00).

Legge 28 gennaio 1999, n. 17 *"Integrazione e modifica della leggequadro 5 febbraio 1992, n. 104, per l'assistenza, l'integrazione sociale e i diritti delle persone handicappate"* in Gazzetta Ufficiale della Repubblica italiana: <https://bit.ly/3AIUriv> (ultima consultazione: 12 luglio 2022 h. 18:00).

Legge 8 ottobre 2010, n. 170 *"Nuove norme in materia di disturbi specifici di apprendimento in ambito scolastico"* in Gazzetta Ufficiale della Repubblica italiana: <https://bit.ly/3ajavNf> (ultima consultazione: 2 luglio 2022 h. 11:00).

Regio Decreto 26 aprile 1928, n. 1297 *"Approvazione del regolamento generale sui servizi dell'istruzione elementare"* in Gazzetta Ufficiale del Regno D'Italia del 19 luglio 1928: <https://bit.ly/3um2yO2> (ultima consultazione: 2 luglio 2022 h. 14:00)

*Materiale video*

Bellocchio M., Agosti S., Petraglia S., Rulli S., *Matti da slegare*, YouTube: <https://bit.ly/3ReCDBy> (ultima consultazione: 2 luglio 2022 h. 16:00).

Celestini A., Paolini A., La pecora nera, YouTube: <https://bit.ly/3OeuA5e> (ultima consultazione: 22 luglio 2022 h. 15:00).

Fanpage.it, *Vive per 42 anni in manicomio senza un motivo: "Con l'elettroshock sono finito in coma"*, YouTube: <https://bit.ly/3cn63h4> (ultima consultazione: 22 luglio 2022 h. 15:00).

I giardini di Abele, *Zavoli incontra Basaglia* (richiesta registrazione): <https://bit.ly/3aGAFK1> (ultima consultazione: 22 luglio 2022 h. 14:00).

Il sonno della ragione, *Storia del Manicomio di Collegno*, YouTube: <https://bit.ly/3uSrugu> (ultima consultazione: 22 luglio 2022 h. 14:00).

Istituto Luce Cinecittà, *Le nostre interviste: a colloquio con Maria Montessori,* YouTube: <https://bit.ly/3nwViLv> (ultima consultazione: 10 luglio 2022 h. 17:00).

*Playlist personali su YouTube*

— *Sullo stato di abbandono di edifici che ospitavano manicomi,* YouTube: <https://bit.ly/3IuUsIL> (ultima consultazione: 2 luglio 2022 h. 14:00).

— *Su Villa Azzurra,* YouTube: <https://bit.ly/3IACLHS>

(ultima consultazione: 2 luglio 2022 h. 12:00).

— *Su Santa Maria Della Pietà,* YouTube: <https://bit.ly/3c9nZM8> (ultima consultazione: 2 luglio 2022 h. 14:00).

Robertson J., *A two year old goes to Hospital,* Vimeo: <https://bit.ly/3z2fICl> (ultima consultazione: 13 luglio 2022 h. 14:10).

Robertson J., *Going to hospital with mother*, Vimeo: <https://bit.ly/3Pb5vJB> (ultima consultazione: 13 luglio 2022 h. 14:00).

Rocca R., *Fuori dal manicomio parte 1*, YouTube: <https://bit.ly/3aJOMy2> (ultima consultazione: 21 luglio 2022 h. 14:00).

Rocca R., *Fuori dal manicomio parte 2*, YouTube: <https://bit.ly/3cr1pyJ> (ultima consultazione: 21 luglio 2022 h. 14:00).

Spicuglia M., *Oltre il muro, l'ex manicomio di Collegno*, YouTube: <https://bit.ly/3yxQZ7w> (ultima consultazione: 2 luglio 2022 h. 13:00).

The Psychiatry on line italia, *A un anno dalla legge 180,* YouTube: <https://bit.ly/3yW3R99> (ultima consultazione: 11 luglio 2022 h. 19:00).